一分钟揭秘婴幼儿湿疹

YIFENZHONG
JIEMI YINGYOUER SHIZHEN

著　　者：何玉华
图片制作：郭良 赵婷 赵智勇

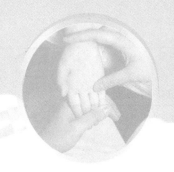

山西出版传媒集团
山西科学技术出版社

图书在版编目（CIP）数据

一分钟揭秘婴幼儿湿疹 / 何玉华著 . ——太原：山西科学技术出版社，2020. 1

ISBN 978-7-5377-5983-0

Ⅰ . ① 一…… Ⅱ . ① 何… Ⅲ . ① 婴儿湿疹—问题解答

Ⅳ . ① R758.23-44

中国版本图书馆 CIP 数据核字（2019）第 276756 号

一分钟揭秘婴幼儿湿疹

出　版　人：赵建伟

著　　　者：何玉华

策 划 编 辑：宋　伟

责 任 编 辑：翟　昕

封 面 设 计：吕雁军

出 版 发 行：山西出版传媒集团·山西科学技术出版社

地　　　址：太原市建设南路 21 号　邮编：030012

编辑部电话：0351-4922078

发 行 电 话：0351-4922121

经　　　销：各地新华书店

印　　　刷：运城日报印刷厂

网　　　址：www.sxkxjscbs.com

微　　　信：sxkjcbs

开　　　本：787mm×1092mm　1/16　印　张：9.5

字　　　数：123 千字

版　　　次：2020 年 1 月第 1 版　　2020 年 1 月山西第 1 次印刷

书　　　号：ISBN 978-7-5377-5983-0

定　　　价：28.00 元

本社常年法律顾问：王葆柯

如发现印、装质量问题，影响阅读，请与印刷厂联系调换。

　　婴幼儿湿疹是临床中常见且易复发的疾病，从其症状来看，轻者仅面颊出现红斑、丘疹，重者糜烂、渗出、剧烈瘙痒，表皮肌肤之疾虽重，但因没有危及生命的严重性，所以容易被医家及患家忽视，尤其是本病在用药后疹消、停药后疹出，反复不愈，更使一些父母对此病失去治疗信心，产生麻痹思想而掉以轻心，认为本病无法治愈，殊不知长期反复的"痒—抓—痒"恶性循环，会使患儿情绪不稳，烦躁哭闹，以致影响睡眠及婴幼儿正常的生长发育和健康。目前，有些父母对婴幼儿湿疹的危害性认识不足，甚至产生麻痹思想，故在治疗上往往不能配合及坚持，而当孩子初发病时，往往急于求治，急于速愈，用药几天甚至一周但皮疹时隐时现，反复不愈就对治疗方法产生怀疑。为此，患儿家长反复更换治疗方法，结果导致病情延误，错过最佳的治疗时期，而久病患者，转诊多处，治疗无效，遂心灰意冷，丧失治疗信心，以为湿疹属不治之症。患儿家长一方面急迫地想获得治疗信息，另一方面又对所有的信息持怀疑的态度，盲目地排斥，否定各种治疗方法或药物的效果，亦是不切合实际的，两种截然相反的态度均导致了同一个结果，那就是延误病情，增加了治疗上的困难。因此，争取早期发现、早期诊断、早期采用合理正确的治疗，对湿疹的预防及转归有着非常重要的意义。

由于疗效出现的时间、效果的大小、消退的快慢、治愈湿疹所需的疗程，均因病因、病机、病位、患儿的个体差异及生活方式、居住环境的不同而有很大的差异，因此有的患者治疗一周即可见到明显效果，也有患者治疗一个月湿疹即可消失，多数治疗需1~2个疗程方可治愈，也有治疗3~4个疗程方可痊愈，后者往往会影响患者的治疗信心导致治疗中断。治疗方法的更换会导致延误病情。因此，疗效的好坏和治愈速度的快慢，一方面取决于患儿的病情轻重、病程长短、用药情况，另一方面则是取决于患儿家长的依从性和坚持性。

作　者

目 录

问

我的宝宝出生刚18天，白嫩的小脸上起了一些密密麻麻的小红疙瘩，听邻居大妈说她家孩子小时候也起过类似的疹子，叫"婴儿湿疹"。请问医生，婴儿为什么容易患这样的皮肤病呢？

答

这位妈妈你好！根据你的描述，考虑你宝宝目前脸上密密麻麻的小红疙瘩是婴儿湿疹，那么婴儿为什么容易患这样的皮肤病呢？提到此问题就需从婴儿皮肤的特性来分析，婴儿的皮肤非常柔软光滑，且富有弹性，这是由结合在一起的一组细胞所组成的非常薄但非常坚固的屏障，在整个生命的过程中，皮肤不断更新自己。初生几个月的婴儿，皮肤的结构和功能都不够完善。小儿的皮肤很细嫩，肤色红润，皮肤纹理短而不明显，其厚度约为成人的1/3，婴儿皮肤的角质层很薄，表皮与真皮的结合不紧，表面缺乏溶菌素，汗腺分泌旺盛。宝宝日常的大小便次数多，氨和尿液中的其他化学成分、汗液、代谢产物、粪渍都会刺激皮肤，加之婴儿免疫系统不完善，抵抗疾病的能力比成人低，故容易患湿疹等皮肤病。如果护理不当会变成脓疱疮，如不加以重视，还会导致全身感染。正是由于婴儿皮肤有以上特性，因此在婴儿期会有形形色色的皮肤病出现，以下介绍一些较常出现在婴幼儿身上的皮肤病。

（1）尿布皮炎。

几乎每个婴儿都发生过不同程度的尿布皮炎，因此几乎每个父母都曾为小宝宝的红屁股而伤透脑筋。尿布皮炎的特点是在包尿布的地方有红疹，有时有脓疱形成或破皮的情形。造成尿布皮炎的因素很多，如尿布的材质、个人的体质及尿中氨刺激、尿布的摩擦，或是接触到过敏物质。例如，未冲干净的清洁剂或是纸尿布上的芳香剂均可引起皮炎；或因尿布被粪便及尿污染后，没有及时更换，则又是最常见的原因；尤其在气候温热而潮湿的季节，很容易发生霉菌及细菌的感染。此外有些婴儿有脂溢性皮炎及湿疹，也容易在包尿布的地方发生相同的病变。

（2）脂溢性皮炎。

我们常看到在婴儿的头上有一些黄色的鳞屑，这些鳞屑与头皮有一定的黏着度而不易去除，有时甚至连结成一大片黄色的油性鳞屑覆盖住整个头部。相同的鳞屑也会出现在眉毛、脸颊、耳朵附近或手肘、腹股沟等屈关节处，有时底下还会出现红斑。这就是常发生于婴儿的脂溢性皮炎，通常发生于出生后1~3个月的婴儿，有时和异位性皮炎（湿疹）不易区分，而且有些后来发展成湿疹而屡屡再发。但绝大部分的婴儿患者会在两岁左右自愈，而且病灶多不具痒感，因此并不需要积极治疗。

（3）婴儿湿疹。

婴儿湿疹又称"奶癣""胎毒"，系婴儿期的一种极为常见的皮肤病，症状为婴儿出生不久，就在头面部出现针头、粟粒大的红斑点和红丘疹，重者可有小水疱、渗出和结痂，患儿终日瘙痒难安，一般在两岁左右可自愈，但仍有不少的病人到青春期才会消失，有些病人病情则会拖到成人期。湿疹的病因，大多与过敏、遗传体质有关，有30%~50%的湿疹病人，会成为花粉过敏及哮喘病人。

（4）间擦性皮炎。

间擦性皮炎多发生于新生儿和一岁以内较为肥胖的婴幼儿，是由于这些小儿皮肤皱褶较多，这些皱褶处容易积汗、潮湿，皮肤角质层被浸软，再加上经常摩擦，引发局部炎症，也是夏季常见的皮肤病之一。本病常发于颈部、腋下、腹股沟、四肢关节屈面及四肢皮肤皱褶处，表现为患处皮肤出现潮湿鲜红或暗红色斑，瘙痒并疼痛，小儿经常烦躁不安、哭闹。严重者可出现局部有液体渗出。本病如治疗不及时，可合并细菌或念珠菌感染，因此随时保持皱褶处皮肤的干燥凉爽是最佳预防之道。

（5）痱子。

痱子也称汗疹，是在高温潮湿的环境下引起的丘疹、水疱性皮肤病。这是由于婴儿的汗腺尚未发育成熟，因此排汗时很容易造成汗孔阻塞而有汗液滞留的现象发生，这种现象在湿热的环境中，或是衣被太多、太厚，很容易发生。痱子看似小毛病，却会造成奇痒，有时汗液阻塞较严重或发炎反应较强时，也会有大的丘疹或脓疱出现，若过度搔抓亦可能导致其他微生物的感染。临床一般有白痱、红痱、脓痱、深在性痱子四种类型。

①白痱：又称晶形粟粒疹。汗液在角质层或角质层下汗管溢出而引起，皮损为针尖大小的透明水疱，壁薄易破，疱液清，无红晕，常成批出现，多于1~2日内吸收，有轻度脱屑，好发于颈、躯干部，自觉症状轻微。

②红痱：又称红色粟粒疹。汗液在表皮螺旋形的汗管处溢出，皮损为针帽大小的丘疹或丘疱疹，有轻度红晕，常成批对称出现，伴有轻度烧灼感及刺痒，好发于婴幼儿头面部及颈、胸、背、臀部。

③脓痱：又称脓疱性粟粒疹。多由红痱发展而来，为针头大的浅脓疱或脓性丘疱疹，好发于皮肤皱襞处，小儿头颈部也常见。

④深在性痱子：又称深部粟粒疹。阻塞的汗管在真皮与表皮交界处破裂，表皮汗管常被反复发作的红痱破坏使汗液阻塞在真皮内而发生。痱子表现为密集的、与汗孔一致的非炎性丘疱疹，出汗时皮疹增大，因全身汗腺导管堵塞可致出汗不畅或无汗。本型常见于热带、反复发生红痱的患者。

（6）脓疱病。

这是容易发生在夏天的皮肤疾病，特别是受伤、被昆虫叮咬过的皮肤，受到链球菌或葡萄球菌的感染，而有脓疱形成，脓疱破了之后，其内容物会再感染到正常皮肤而扩散。

（7）粟丘疹。

这是一种白色针头大小的丘疹，多发于两颊、鼻梁、前额，为白色角化性小囊肿，约40%的足月儿有这种粟丘疹，数星期之后会自然消失。

（8）念珠菌病。

这是一种霉菌感染疾病。在湿热的气候下，婴儿很容易在包尿布的部位、颈部等较不透气的部位发生念珠菌感染，皮肤上出现星状散布的红色丘疹，有时有脓疱及脱皮的情形。

问

我儿子刚出生几天，面部及前胸等部位便出现小红色疹子，医生说是新生儿湿疹，请问新生儿湿疹是怎么回事？容易治疗吗？

答

新生儿湿疹多发于颜面部（眉际、眼睑、头皮、发际、前额、耳后、面额），重者发生于颈、躯干、四肢等部位，常见脸上有高出皮肤、粟粒大小的红色疹粒，同时伴有皮脂溢出，头顶部有黄白色头泥。新生儿湿疹是胎儿期受母亲性激素影响使新生儿皮脂积累增多，出生后2~10周婴儿发生本症时多表现为脂溢性皮炎，多半发生在皮脂腺丰富的部位。婴儿湿疹则是皮肤过敏的表现，凡是过敏体质婴儿多见婴儿湿疹病，常于出生后2个月至1年内发病，其致敏因素很多，有时在诊治患儿时，也难以确切找出过敏原，医学认为各类粉尘（家庭中的生活粉尘、室外的植物花粉等）及昆虫类如尘螨都可以致敏。

新生儿发生湿疹时，应该仔细观察，如仅仅发生在脸上，疹子稀疏，面积很小，且无家族遗传过敏史及其他全身症状，饮食、排便、睡眠依然正常，精神状态无改变，可不必就医诊治，一般能够自行痊愈。若疹子密集且较多，除面部外，颈、背或躯干、四肢也有疹粒出现，疹粒中央有黄白点，特别是热天易出汗，孩子有痒感，常把头部顶在母亲怀中摩擦，哭闹不安，应即刻去医院就医，如果延误治疗，有可能由化脓性感染而引发败血症。

有些婴儿湿疹反复发作，难以近期治愈，这一方面说明婴儿的过敏体质比较突出，另一方面说明该婴儿可能有家族遗传过敏史，这些婴儿还常常伴有其他过敏症状，如鼻塞、腹泻等，婴儿湿疹面积较大，疹子密集、部位较多，患儿烦躁不安，可在医生指导下进行处置。

003 | 什么是婴儿湿疹

问

宝宝的头顶及额部有许多的红色小疙瘩，后来逐渐向下连成片至脸面，可能是因为痒而经常哭闹，家人很是着急，听说这种小疙瘩是"婴儿湿疹"，并且容易反复发作，请问医生，我宝宝皮肤上的红色小疙瘩真的是婴儿湿疹吗？什么叫婴儿湿疹？

答

这位妈妈你好！根据你对孩子病情的描述，宝宝皮肤上的红色小疙瘩可以确诊为婴儿湿疹。

婴儿湿疹又称"奶癣""胎毒"，系婴儿期的一种极为常见的过敏性皮肤病，因多发生在乳儿期，故民间又多叫"奶癣"，通常在出生后的一两个月起病，也有在出生后两周即发病的，皮疹大多发生在面颊、额部、眉间和头部，严重时躯干、四肢也有，重症者可扩大波及全身，伴剧烈瘙痒且容易反复发作。

问

　　我家宝宝患湿疹病后，我们常带孩子去医院皮肤科门诊治疗，在门诊发现和我的宝宝患一样病的孩子很多，我们家长都想知道婴儿湿疹的发病原因及病理是什么？

答

　　婴儿湿疹是一种过敏性炎症性皮肤病，引起湿疹的病因十分复杂，一般认为是由变应原引起的变态反应。发病与多种内外因素有关，内因主要与婴儿的皮肤特性和过敏体质有关，有先天的体质因素，有些孩子属过敏体质，对所接触的毛织品、灰尘或食物，如牛奶、鱼、蛋等过敏，也有后天营养失调、营养过盛、消化不良、衣着不当，以及紫外线、寒冷、湿热等物理因素，还有搔抓等机械性的摩擦，唾液和奶液的刺激，过度洗浴或用碱性较强的肥皂洗衣服等，这些都是引起本病的主要外在因素，而外部刺激等都是本病的诱发因素，患者常是先天性过敏体质，约有3/4的患儿父母双方或单方有过敏性疾病病史，如不注意，湿疹则可长期反复发作或不愈，有些孩子在湿疹发生时或湿疹发生以后，可以有支气管哮喘或过敏性鼻炎等其他变态反应性疾病的发生，这和遗传性过敏体质有密切关系。

　　湿疹患者多具有过敏性体质，有人发现过敏体质与遗传性IgA缺乏有一定关系。此外，当机体处于过度疲劳、精神紧张等情况下，神经及内分泌系统发生一系列的对应变化，通过神经反射或内分泌影响，使皮肤对各种刺激因子的易感性增高，也会导致湿疹的发生。

005 | 婴儿湿疹的临床表现有哪些

问

医生你好，我儿子出生后不久就起了湿疹，现已5个月了，湿疹总是反反复复，并且经常有些新的"花样"出现。我想咨询一下，婴儿湿疹都有哪些临床表现呢？何时能好呢？

答

婴儿湿疹的临床表现为皮疹，大多发生在面颊、额部、眉间和头部，严重时躯干、四肢也有，重症者可扩大波及其他部位，容易反复发作。症状最初表现为两颊发痒、皮肤发红、婴儿转动头部摩擦或用手搔抓，继而出现较密集的小米粒样皮疹，即红色丘疹或疱疹，很痒，以后融合成片，水疱破溃后流黄色渗出液，水干后结黄痂，皮损常常呈对称性分布。由于奇痒剧烈，患儿常烦躁不安，夜间啼哭，影响食欲、睡眠和身体发育，有部分孩子有吐奶和消化不良症状。大部分患儿常在一岁左右断乳后逐渐自愈，症状一般随着年龄增长而逐渐减轻至痊愈，但也有少数病例继续发展至儿童期甚至成人期。

问

我的孩子出生后不久，在头顶囟门处及前额、双眉上都结有黄色油腻性鳞屑，洗也洗不掉，看上去很不舒服，医生说是"脂溢型婴儿湿疹"，请问婴儿湿疹除此型外，还有哪几型呢？

答

婴儿湿疹是发生在婴儿头面部的一种急性或亚急性湿疹。一般在婴儿出生后两周至三个月发病，皮损主要发生在双侧面颊部、前额、头部、耳周等部位，皮疹的表现主要有三型：

①渗出型：多发生于较肥胖的婴儿，初起于两颊，为境界不清的红斑，其上有密集的红丘疹、丘疱疹、水疱和渗液，渗液干燥后形成痂皮，剧烈瘙痒，因搔抓可继发感染，可伴有腹泻、营养不良、全身淋巴结肿大等。

②干燥型：常见于瘦弱的婴儿，表现为暗红或淡红色斑片，密集丘疹，无水疱，表面附以白色鳞屑，时间久可形成浸润、肥厚、干燥、皲裂等皮损。皮损常呈局限性，好发于面颊部。寒冷或风吹会使病情加重。

③脂溢型：这种湿疹发生得早，常在婴儿出生后几天内发生，皮损特点为新生儿的头顶部及耳后等皮脂腺丰富的部位形成黄色油腻性痂，一般不流水，刺痒轻。

各型婴儿湿疹均有不同程度的瘙痒，不良刺激或服敏感食物、气候突变、感染或清洗过勤等可使皮损加重，一般症状随着年龄增长而减轻。

007 | 婴儿湿疹的急性期临床表现如何

请问医生，婴儿湿疹的急性期临床表现是什么？

婴儿湿疹的急性期临床表现，主要有以下几个方面：

①起病较急，初起时局限于某一部位，可很快发展成对称性，病变常为弥漫性，无明显境界，而以头、面、四肢远端、阴囊多见，严重者可泛发于全身。

②皮疹呈多形性，常循一定次序发生，开始为弥漫潮红，随后发展为丘疹、水疱并密集成片状，边缘不清，由于搔抓引起糜烂、渗液、化脓、结痂等继发性改变，附属淋巴结可肿大。

③自觉灼热及剧烈瘙痒。

④易发展为亚急性或慢性湿疹。

⑤病因常不清楚，有复发倾向。

婴儿湿疹的亚急性期临床表现如何

问

请问医生，婴儿湿疹的亚急性期临床表现是什么？

答

婴儿湿疹亚急性期为介于急性与慢性湿疹间的阶段，常由于急性湿疹未能及时治疗或治疗不当，使病程迁延所致。皮损较急性湿疹轻，以小腿、手指、手足背、耳后、外阴、肛门等处多见，皮疹呈多形性，以丘疹、鳞屑、结痂为主，仅有少量水疱及轻度糜烂，同时可有轻度浸润肥厚、瘙痒剧烈。

009 | 婴儿湿疹的慢性期临床表现如何

问

请问医生，婴儿湿疹的慢性期临床表现是什么？

答

婴儿湿疹的慢性期临床表现常由急性期或亚急性期处理不当、长期不愈或反复发作转变而来，或是一开始即如此，患处皮肤肥厚、粗糙、浸润、棕红色或带灰色、色素沉着，表面粗糙，覆以少许糠秕样鳞屑，或因抓破而结痂，有不同程度的苔藓样变，具有局限性，边缘较清楚，任何部位均可发生湿疹，经常见于小腿、手、足、耳后、外阴、肛门等处湿疹，当急性发作时可有明显的渗出，自觉瘙痒明显，常呈阵发性。

问

请问医生，婴儿湿疹在面部有何表现？

答

婴儿湿疹以面部较多见，常位于面颊、额部、眉部、耳前等部位，为淡色或微红的局限性斑片，覆以或多或少的鳞屑。由于面部脂溢较多，结痂常较厚，对称或不对称，有或多或少的痒感，由于面部经常擦洗，使损害时好时坏，或愈或复发，以致病程往往较长，可长年累月不愈。

011 | 婴儿湿疹在外耳郭有何表现

问

请问医生，婴儿湿疹在外耳郭有何表现？

答

婴儿外耳部湿疹多在出生后两个月左右发病，主要发病部位在耳郭的前后皮肤，以及耳郭后沟或耳周皮肤，表现可以是很小的斑点状红疹散在或密集在一起，也可表现为红斑、丘疹、水疱、糜烂、浆液性渗出及结黄色痂等，常两侧对称，一般痒感明显。

问

请问医生，婴儿湿疹在口周有何表现？

答

婴儿湿疹可在口部周围出现皮疹或糠状鳞屑，皮肤局部发红，口唇干裂、疼痛，多因孩子口水刺激或过多舔唇、吸手指造成唾液刺激口周的皮肤，进而引起皮疹。

013 婴儿脐窝湿疹有何表现

问

请问医生，婴儿脐窝湿疹有何表现？

答

婴儿脐窝湿疹可见脐窝处呈现鲜红或暗红色斑，表面湿润，有渗液及结痂，边界清楚，很少波及脐周皮肤。

婴儿肛门湿疹有何表现 | 014

问

请问医生，婴儿肛门湿疹有何表现？

答

婴儿肛门湿疹可见肛周皮肤湿润、潮红、糜烂，亦可散在少量丘疹，或肛门黏膜皱襞肥厚皲裂，奇痒难忍。

015 | 婴儿手部湿疹有何表现

问

请问医生，婴儿手部湿疹有何表现？

答

婴儿湿疹好发于掌面、手背，有时湿疹也可侵及腕部和手指，常对称发生，掌面皮损为局限性浅红、黄褐色斑，上有较厚硬皮屑，易干燥皲裂。手背多有钱币状浸润肥厚的暗红斑块，或为苔藓状斑块，覆有少量鳞屑。手指见少量丘疹、水疱，自觉不同程度的瘙痒。

婴幼儿小腿部湿疹有何表现

问

请问医生，婴儿小腿部湿疹有何表现？

答

婴儿小腿部湿疹多发生于胫前或侧面，常对称分布，皮损多为局限性棕红色斑，有密集的丘疹或丘疱疹，破后有糜烂、渗出、结痂，日久则皮损变厚，色素沉着，自觉瘙痒。

017 | 婴幼儿湿疹常与哪些情况共同存在

问

请问医生，婴幼儿湿疹常与哪些情况共同存在？

答

婴幼儿湿疹常与以下情况并存：

①家族遗传史，近亲中有过敏史，如过敏性鼻炎、荨麻疹、湿疹、支气管哮喘等，但不一定家族成员都患湿疹。

②个人易患感冒、上呼吸道感染、支气管炎、哮喘、过敏性鼻炎等，皮肤常干燥，精神、心理上有某些反常，如易兴奋、激动、急躁、偏食等。

③嗜酸性粒细胞增多。

④血清免疫球蛋白IgE升高。

⑤皮疹有时湿烂，是典型的湿疹，有时则干燥，呈现苔藓化，极似神经性皮炎。此外，有婴幼儿湿疹的患儿大都对牛奶过敏，幼儿湿疹的持续复发因素较高，除食物（牛奶、鸡蛋、鱼虾、牛羊肉、糖果等）外，衣物（皮毛、纤维类）及诸多环境因素（干燥、寒冷）均可诱发或加重病情。

问

我儿子都3岁多了，可还是总长湿疹，听医生说像这样的婴儿湿疹其发病与遗传因素有关，孩子的父亲就是过敏体质，与其有关吗？

答

有些患者的过敏体质是自小就有的，据统计罹患婴儿湿疹的小宝宝长大后常变成过敏儿，约有1/4至1/2的患儿会发生哮喘病及过敏性鼻炎。在先天过敏体质的患儿中有3/4的患者父母双方或单方有过敏性疾病史。有人调查过1 800多个家族，发现双亲有异位性湿疹表现者其子女有70%的可能出现湿疹，而父母中只有一方表现有异位性湿疹，则子女有50%的可能出现异位性。亦有人在双生子的研究中发现，同卵双生均发生湿疹者有89%，而在异卵双生中仅占28%，因此证明湿疹的发病率与遗传有密切关系。

019 | 婴儿湿疹与哮喘之间有什么关系

问

我家宝宝10个月了，在出生40天时长了湿疹，到现在还没好，而且还经常感冒、咳嗽、发烧，听说长湿疹的孩子将来发生哮喘的概率比较大，我们很是担心，请问这是真的吗？婴儿湿疹与哮喘之间到底有什么关系呢？

答

"奶癣"是婴儿湿疹的俗称，与哮喘之间似乎有着某种关系。临床上许多患哮喘的孩子都是过敏体质，有些患者小时候也曾得过湿疹，但并不是得过湿疹的孩子大多数都会得哮喘，它们之间有一定的相关性，但并没有必然联系。过敏体质有一定的遗传性，但过敏类型不一定相同。从医学角度上说，婴儿湿疹和哮喘同属于过敏性疾病，有遗传倾向，家庭聚集现象明显，在同一个病儿身上，除皮肤湿疹外，还能发现多种过敏性疾病。例如，过敏体质的孩子感冒之后，呼吸道腺样体的分泌特别多，延续时间比一般孩子长，胃肠道对食物过敏也有分泌增多，表现为大便次数多，带少许黏液的绿色大便，但食欲及体重不受影响。据国内外临床资料统计，哮喘病儿中曾患过婴儿湿疹的占53%~55%，婴儿湿疹患者15年后发生哮喘者占30%。从开始有婴儿湿疹到发生哮喘的时间并无一定规律，短者半年，长则十余年。由此可见，婴儿湿疹往往易造成哮喘或其他呼吸道变态反应性疾病，应防止该类儿童的呼吸道感染，增强其体质，并注意科学喂养。

问

我女儿刚出生时皮肤白滑细嫩，很可爱，但因我的奶水不足，每天都需喝些鲫鱼汤或排骨汤等汤类以促进乳汁分泌。最近几天发现孩子脸上出现了一些红色的小疹子，抱起她时小脸总爱在我身上蹭，而且也变得很不乖，老是哭闹。听说这是湿疹，请问医生孩子为什么会得湿疹呢？会不会是我奶水的问题呢？

答

婴儿湿疹一直被认为是与牛奶喂养有关的一种皮肤病，自20世纪90年代初推行母乳喂养以来，至目前母乳喂养已相当普及，一般认为母乳喂养发生食物过敏的机会较少，但临床上常可见到母乳喂养儿尚未接受牛奶、鸡蛋等食物却出现如湿疹、腹泻等过敏现象，原因不清，这可能是一方面婴儿消化道黏膜保护屏障发育不全，肠壁的通透性比较高，容易将一些异体蛋白变成其他类型的致敏抗原物质直接吸收进入人体内，导致机体生理功能紊乱；而另一方面，则因母乳的乳汁成分在很大程度上与母亲的饮食结构有关，流行病学调查显示70%的患儿有家族湿疹、哮喘或过敏性鼻炎史。有专家认为其可能与母亲进食高蛋白食物（如海鲜）有关。

首都医科大学附属北京妇产医院在对婴儿湿疹病因分析中，调查的2006例湿疹患儿母亲的饮食结构除了人工喂养者外，均是为了保证乳汁的质与量，几乎每天都进食鱼、虾、肉、蛋类和浓缩后的肉汤汁等。这些高蛋白、高脂肪的饮食，往往是诱发及加重婴儿湿疹的祸根。有人试验在9个月以前的小儿食品中去掉上述食品，改为豆类，则小儿的特应性皮炎减少，以后发生呼吸道变态反应也少。首都医科大学附属北京妇产医院的医生们在调查中发现部分湿疹患儿的母亲在停食或减少鱼、虾等食物后，小儿的湿疹也减轻，这些均提示婴儿湿疹与母亲饮食结构及致敏原有关。因此建议哺乳期母亲在发现孩子得湿疹后，应注意暂时停食海鲜等过敏性食物，以免通过乳汁被孩子吸收后加重病情。

问

我的宝宝已5个月了，自从4个月添加辅食和鸡蛋黄后，就发现她的脸蛋上起小红疙瘩，时轻时重。去医院看过后，医生说可能是孩子对鸡蛋过敏，请问这是什么原因？

答

引起湿疹的原因很多，饮食是其中主要的因素之一，由于婴幼儿消化道黏膜保护屏障发育不全，加之有些婴儿本身是过敏体质，当食用牛奶、鱼、鸡蛋等异体蛋白食品后，便引起变态反应性皮肤病。另外，一些婴幼儿因哺喂不当，如喂奶不规律（时间、数量），加辅食种类偏多，致使胃肠道功能紊乱，诱发或加重湿疹。还有的孩子，长期以牛奶为主食，血中不饱和脂肪酸含量降低，也易患本病。因此，建议婴儿患有湿疹时，母亲在辅食中给孩子添加蛋黄的时间应推迟至孩子6个月时进行。

022 | "奶癣"是吃奶引起的吗

问

最近我发现两个月大的儿子脸上、额头、耳后有隐隐约约的小红疹，眉毛上有一些黄色皮屑，头发边上也有，擦不掉。哺乳时他喜欢把额头往我身上擦，好像有点痒，孩子的奶奶说这是"奶癣"，吃奶的孩子都这样，断奶后孩子的"奶癣"自然会好的，请问这是"奶癣"吗？"奶癣"真是因吃奶而引起的吗？

答

从你的症状描述来看你的孩子是患了"奶癣"，医学上叫"婴儿湿疹"。所谓"奶癣"是一种民间称谓，人们容易误认为它是由乳汁引起的皮肤病，实际上奶癣是指发生在哺乳期间的婴儿皮肤病，多在出生后1~6个月发病，好发于婴儿头、面部，特别是两颊、下颌及前额部发生潮红斑片，伴有粟粒大小丘疹、丘疱疹，因剧痒而搔抓、摩擦，致糜烂、渗液、出血等，以后向邻近部位发展，这就是人们常说的"奶癣"。不少人认为，这是婴儿吃奶引起的，停止喂奶可使奶癣好转，不必求医治疗，结果不但影响了婴儿的健康成长，而且由于"奶癣"没得到及时、正确的治疗，导致皮肤损害加重、病程延长等。

事实上"奶癣"是异位性皮炎的婴儿期表现，又称婴儿湿疹，并不是由于吃奶引起的，患儿具有过敏性体质，接触屋尘（螨）、动物羽毛、真菌、花粉等及气候突变、感染等导致发病，病情时轻时重，常反复发作。

问

我的宝宝现在已4个多月了，但湿疹从满月时就有，到现在已3个多月了，还很厉害，满脸红肿、溃烂、流水，孩子烦躁不安，尤其到晚上孩子整夜哭闹、搔抓，痒得睡不好，每晚都要闹几次。全家人看到孩子这样痛苦心里很难受，认为与吃我的奶有关，主张现在给孩子断奶，改喂奶粉，请问医生孩子患奶癣真的需要断奶吗？谢谢帮助。

答

不少年轻家长看见刚出生才2~3个月的宝宝脸上和耳后部出现奇痒难忍的红斑样皮疹，心理焦急万分，听人说是"奶癣"就不能给孩子喂牛奶或母乳。其实，这种做法是欠妥的。盲目的禁食母乳或牛奶对一个才几个月大，胃肠功能尚不健全，以奶类食品为主食的婴儿来说是弊多利少的，甚至会造成营养不良，影响孩子生长发育。

所谓"奶癣"，是民间的一种称谓，人们容易误认为它是乳汁引起的皮肤病。实际上，"奶癣"是指发生在哺乳期间的婴儿皮肤病，相当于现代医学上的婴儿湿疹，其病因目前认为主要与过敏有关。这种孩子具有先天性过敏体质，其皮肤对体内外致敏因素具有较高敏感性，特别是对某些物质易于发生过敏反应。因小儿皮肤角质层薄，毛细血管网丰富，皮内含水和氯化物较多，因而容易受过敏物质刺激发生湿疹。过敏物质主要是食物，而气温、空气温度的骤然改变，肥皂与衣物刺激、摩擦等，也是婴儿湿疹的重要诱因。作为主食是奶类食品的婴儿来说，得了奶癣是否还能吃奶，还得从寻找过敏原做起。引起吃奶孩子发生奶癣的可能过敏食物不外乎牛奶、母乳或添加的辅食。

若怀疑是牛奶过敏，一则可以将牛奶煮沸几次，以破坏导致过敏的蛋白质，然后再喂孩子；二则可以用豆奶、奶糕等代乳品来替代牛奶喂养。

如果奶癣的发生与母乳有关的话，那就得仔细分析一下，由于母乳的乳汁成分在很大程度上与母亲膳食有关，所以，哺乳的母亲应先仔细回顾一下自己的膳食，是否由于吃了某些容易导致过敏的食物，以至于这些致敏物质通过乳汁进入孩子体内而诱发奶癣发生或加剧奶癣的症状。如果婴儿奶癣与母亲膳食有关，哺乳的母亲就应暂时停止进食鸡蛋、鱼、虾、蟹等易导致过敏的食物，不吃具有刺激性的食物。千万不要盲目地停止母乳喂养，因为母乳是婴儿最佳的天然食品，不仅营养丰富，容易消化吸收，而且母乳中含有大量的免疫球蛋白，可增强婴儿的免疫力，提高机体的抗病能力，促进孩子的生长发育，是任何其他食物都无法替代的。

如果导致过敏的食物既不是牛奶，也不是母乳，而是对添加其他辅食过敏所致的奶癣，只要限制过敏辅食的摄入即可。

婴儿湿疹与缺钙有关吗 | 024

我儿子三个半月了，脸上的湿疹经常反复发作，涂药好一些，停药后又起，最近烦躁得很，睡觉时摇头，白天稍大声说话就被吓一跳，并且出汗多。去看医生后，医生说孩子有明显的缺钙症状，这也会使湿疹加重，是这样吗？婴儿湿疹与缺钙还有关系吗？

答

三个多月的宝宝由于神经末梢发育还未完善，很容易受到惊吓，如果没有其他症状，一般问题不大。宝宝睡觉时摇头可能是由于头部湿疹痒而引起摩擦枕头现象。

婴儿湿疹其主要表现是剧烈瘙痒，并常常伴有哭闹不安，不仅夜惊夜啼，白天也睡不稳，有时吃奶时也啼哭，患儿常见枕后部及背部多汗及每天哭闹时易出汗等缺钙体征。

湿疹的原因及发病机理是较复杂的，近年有专家认为湿疹可能是由于血管低钙性痉挛，局部供血不足，出现皮疹、皮肤粗糙、皮屑多。

因为钙参与神经递质的兴奋和释放，能调节自主神经功能，有镇静作用、抗炎抗过敏作用和降低血管通透性防止渗出的作用，所以钙剂在治疗湿疹、荨麻疹方面有其他药物所达不到的功效，在皮肤病治疗中，能起到非特异性脱敏效果，同时也证明缺钙是引起湿疹的主要因素之一。

025 | 婴儿患湿疹时能否继续吃鱼肝油

问

我儿子已两个月了，可脸上总发奶癣，有时候奶癣退了，但吃了鱼肝油后脸上的奶癣就又加重了，这该怎么办呢?听说有湿疹的孩子不能吃鱼肝油，是吗?

答

所谓奶癣，即婴儿湿疹，是一种常见的顽固的变态反应性皮肤病，肥胖或过敏体质的婴儿相对易患本病，从出生后1~2个月开始，到2岁左右逐渐消退。湿疹本身就是交叉性或阶段性发作的，病因至今尚未完全明了，有人认为与过敏体质有关，也有人认为与环境因素有关，你可以再观察一下，如果湿疹发作确实与吃鱼肝油有关，最好不服鱼肝油或暂停一段时间。从鱼肝油的成分来分析，其主要成分是维生素A和维生素D，因此只要多吃些含维生素D丰富的食物，多晒晒太阳，就可以补充维生素D而促进钙的吸收。

婴儿湿疹与感染有关吗 026

问

我儿子面部湿疹很严重，经常有流水—结痂—流水的循环病程，痒得很，儿子的小手时刻不停地抓，或在枕头上、人身上蹭。最近因发烧去医院检查，发现孩子的淋巴结也肿大，医生建议涂抹百多邦，治疗皮肤感染，请问婴儿湿疹与感染有关吗？对孩子有什么危害呢？

答

有实验证明，细菌、病毒等感染人体后可使许多患者发生或加重湿疹的症状，严重病例还可出现中性白细胞吞噬功能障碍，特别是婴儿患者因其主观症状为严重的瘙痒，常可引起患儿剧烈搔抓，很容易引起继发感染而加重湿疹，引起皮肤感染和局部淋巴结肿大，甚至发生败血症等严重疾病。湿疹患者白细胞免疫功能低下，对病毒感染的抵抗力大大降低，对水痘、单纯疱疹、传染性软疣的易感性增加。

027 | 婴幼儿湿疹与消化系统有关吗

问

　　我的宝宝已一岁了，曾经患过湿疹，现在已基本好了，但每当宝宝消化不好或大便干时，面部的湿疹就会明显起来，消化不好会引起湿疹复发吗？

答

　　婴儿湿疹的发病原因很复杂，但消化道功能紊乱是诱发湿疹的主要原因之一，由于婴幼儿消化道黏膜保护屏障发育不全，过敏性疾病多在婴儿早期出现，常发生于3岁以下的婴幼儿，1岁内最多，4~6个月为高发年龄段。由于患湿疹的婴儿多是湿疹性素质（即过敏体质），常对某种食物如鸡蛋、牛奶、鱼虾等动物蛋白过敏，因此，在母乳喂养时，应注意母亲食物中有无引起使患儿皮损加重的因素，及时纠正婴儿消化情况，如纠正便秘、腹泻，避免不规律的喂奶及过饱，牛奶煮沸时间一定要长些。

问

因为我女儿面部的湿疹很严重，所以经常去儿科门诊就医，有些家长看到我抱着孩子总是投以别样的眼光，或是躲闪我们母女，甚至有的家长问我孩子是什么病？传不传染？使我心里很难受，请问医生婴儿湿疹到底传染不传染？

答

这位妈妈您好，我可以明确地告诉您，婴儿湿疹是一个过敏性的皮肤病，不会传染。

湿疹可发生在任何部位，常对称分布。急性期好发于头面、耳、手、足、前臂、小腿等暴露部位，严重时扩展至全身。慢性期好发于手、足、小腿、肘窝、外阴。湿疹的病因虽然很复杂，与遗传、免疫、环境、生理、饮食等均有关系，其表现形式是绵延不断、此起彼落、自体播散，甚至可遍及全身，但湿疹并不传染。

029 | 婴儿急性湿疹与急性接触性皮炎有什么不同

问

请问医生，婴儿急性湿疹与急性接触性皮炎有什么不同？

答

婴儿湿疹皮损特点为原发性多形疹，境界不清，皮疹常对称分布，有渗出倾向，瘙痒剧烈，病程长，常迁延复发。急性接触性皮炎皮损较单一，境界清楚，发病部位常局限于接触部位，伴痒或灼热感，去除病因后可较快痊愈。

问

最近我女儿脸上，在靠近耳朵部位出现流黄水的现象，托儿所的阿姨说孩子得了黄水疮，怕传染其他小朋友，打电话让我们带孩子看病，结果去医院皮肤科检查后诊断为湿疹。请问医生，湿疹与黄水疮有什么不同？

答

婴儿湿疹发病无明显季节性，初起为红斑、丘疱疹，继之糜烂、渗出、化脓、结痂，虽易反复但无传染性。黄水疮好发于春、秋两季，初起为脓疱，破溃后，黄水浸淫之处复起新的皮疹，易传染。

031 | 婴儿湿疹与尿布皮炎有什么不同

问

　　我的宝宝出生后两周就得了湿疹，昨天在给宝宝换尿布时发现小屁股红红的，以为湿疹扩散了，请医生看后说是尿布皮炎，我们才松了口气，请问医生婴儿湿疹与尿布皮炎有什么不同？

答

　　婴儿湿疹皮损特点为多形性丘疹、丘疱疹，境界不清，有渗出倾向，瘙痒剧烈，对称分布，而尿布皮炎多发生于接触尿布的区域，界线清楚，潮红，不见丘疹和水疱。

婴儿湿疹与痱子有什么不同 | 032

问

我儿子最近表现很烦躁，经常哼哼叽叽的，小手还不时地去抓小脸，我们发现他的头上、前额及脖子上又起了很多的小红疹子，以为天热湿疹又出来了，给他抹了治湿疹的药膏也不见好转。今天去看医生才知孩子脸上、头上的红疹原来不是湿疹，而是痱子。这让我们搞不懂了，因孩子以前在这个地方长过湿疹，而现在的疹子和原来的疹子没多大区别，请问医生婴儿湿疹与痱子有什么不同呢？

答

婴儿湿疹无明显季节性，且皮损除丘疹、水疱外还有糜烂渗液，对称性分布，病程长，易复发。痱子发病则有明显的季节性，一般在夏季或在高温湿热的环境下易发病，且皮损为小丘疹或小丘疱疹，自觉症状不重，好发于婴幼儿头面部及臀部。

033 婴儿湿疹与异位性皮炎有什么不同

问

医生，你好！我儿子现已4岁了，从小起过湿疹，现在脸上的湿疹基本消失，但两肘窝和小腿上还总是反反复复，而且皮肤明显变厚，很是粗糙、瘙痒，经常抓出血，但现在医生说孩子不是湿疹，是异位性皮炎，我想请教婴儿湿疹和异位性皮炎有什么不同？异位性皮炎严重吗？

答

这两种疾病的皮肤表现差别不大，异位性皮炎又名异位性湿疹或特应性皮炎，是一种遗传过敏性疾病。它的特点是患者及家族成员中常有哮喘、花粉症、过敏性鼻炎及荨麻疹病史，血中嗜伊红白细胞增加，血清IgE较正常人高，并可查到对某种变应原的抗体。

异位性皮炎的病因与湿疹基本相同，不同的是患者家属中有些人对某些内在或外界物质有过敏素质，这种素质与遗传有明显关系。

本病的皮肤损害与湿疹基本相同，但不同年龄表现有所不同，一般分为三期。

①婴儿期表现为婴儿湿疹。

②儿童期表现为四肢屈面如肘窝、腋窝的湿疹，或四肢伸面的钱币状湿疹，有时表现为痒疹。

③成年期为四肢屈面的湿疹。

以上三期不一定在同一患者身上全都出现。

本病与一般湿疹、婴儿湿疹或痒疹在形态上不易鉴别，主要依据患者个人或家族中的遗传过敏性疾病史和对某些食物、吸入物或药物的过敏史来确定诊断。

婴儿湿疹与幼儿急疹有什么不同 | **034**

问

　　我女儿已8个月，在满月时得过湿疹，这次因感冒发烧后使湿疹加重，体温正常。去医院儿科看过医生，说孩子是幼儿急疹，请问婴儿湿疹与幼儿急疹有什么不同呢?

答

　　幼儿急疹主要见于6个月至1.5岁的婴幼儿，是由病毒感染引起的一种出疹性疾病。幼儿急诊一年四季都可以发生，尤其是春、秋两季发病较多，其临床表现是起病急、出疹快、高烧可达39℃至40℃，持续3~5天后体温可自然骤降，精神即刻好转。它的特点是烧退疹出或疹出热退。皮疹多不规则，为小型玫瑰斑点，也可融合成片，压之消退，先见于颈部及躯干，很快遍及全身，腰部及臀部较多。皮疹在1~2天内消退，不留色素斑，该病在出疹前可有呼吸道或消化道症状，如咽炎、腹泻，同时颈部周围淋巴结普遍增大。

　　婴儿湿疹发病年龄集中在6个月以内，但其无高热症状，皮损特点为多形性丘疹、丘疱疹，境界不清，有渗出倾向，剧烈瘙痒，对称分布，慢性病程，反复发作，缠绵难愈。

035 | 婴儿湿疹与疱疹性湿疹有什么不同

问

请问医生，婴儿湿疹与疱疹性湿疹有什么不同？

答

疱疹性湿疹是患婴儿湿疹的婴儿或儿童接触了父母、保姆或邻近的人的疱疹病毒而感染发病的，或在接受种痘或周围的人种痘，意外地受到痘苗病毒的感染所致。

湿疹患儿在接受疱疹病毒感染后一般有10天左右的潜伏期，在湿疹部位突然发生成群的水疱，水疱中心有脐凹，水疱可以融合，但水疱间的间壁仍可见，有如石榴状。有时可以形成血痂，基底明显红肿，水疱通常局限于湿疹部位，偶可播散于他处，常成批连续地发作，局部淋巴结可以肿大，水疱发生的同时或2~3天内，出现寒战、高热、谵妄、惊厥等严重中毒症状，重者可危及生命。婴儿湿疹虽有明显皮损、渗出、烦躁、剧痒，病程迁延反复难愈，但无全身症状，预后良好。

婴儿湿疹与风疹、药疹、麻疹三疹有何区别

问

我的宝宝从小就起湿疹，近日不知何因从面部到全身，突然出现许多红色斑疹，不痒，有点发烧。去儿科就诊医生说宝宝得的是风疹，吃点药就好了，请问湿疹与风疹、药疹、麻疹有什么不同呢？

答

湿疹、风疹是儿科常见的疾病。

湿疹往往跟过敏体质有关，特别是在吃奶阶段，经常会在脸部有皮疹，发红瘙痒。

风疹主要是病毒感染以后发的疹子，发疹的速度很快，一天后全身都可以出现皮疹，其皮疹特点是从面部到躯干、四肢发生斑疹、斑丘疹，疹间有正常皮肤，退疹后无色素沉着及脱屑等。

药疹是服药以后出现的，因此要追问患者近期有没有服药史，比如常见的阿莫西林过敏，轻者停药以后就可以痊愈，其皮疹特点是皮疹有痒感，有斑丘疹、疱疹、猩红热样皮疹或荨麻疹。

麻疹则是上呼吸道卡他症状重，病初口腔黏膜有koplik斑，发疹和发热可同时存在，发热3~4天后出疹，出疹期热更高。皮疹特点是暗红色斑丘疹，不痒，皮疹发展顺序为头面部→颈部→躯干→四肢，退疹后有色素沉着及细小脱屑。

037 | 急性期婴儿湿疹为什么容易渗出

问

我儿子出生45天时患湿疹，开始就是眉毛上有一点点，且无不舒服的迹象，所以未引起重视，后来逐渐加重，不但脸上有湿疹，连身上、腿上、胳膊上都有湿疹了，擦过很多药膏，但没有从根本上解决问题，还是反复发作，最近2天加重，脸部皮肤不但红肿还有淡黄色的水流出，让人心疼死了，医生诊断为婴儿急性湿疹（渗出型）。请问婴儿急性湿疹为什么容易渗出呢？

答

所谓婴儿急性期湿疹，是指皮损以丘疱疹、水疱、基底潮红、水肿、糜烂、渗出为主要表现的时期，此时从组织病理变化来分析，急性期病理变化主要在表皮显示细胞间和细胞内水肿；棘层及角质层下水疱，疱内含少数淋巴细胞、中性白细胞及崩解的表皮细胞；真皮上部毛细血管扩张，结缔组织水肿，血管周围轻度细胞浸润，因此当病人搔抓时，表皮就会有渗出的表现。

婴儿湿疹溃破渗出后会留疤痕吗 |

问

　　我的宝宝1个月大时开始出现湿疹，用过各种药膏治疗，都是用药时好转，一停药又开始发病了，现在孩子都快1岁了，湿疹还是很重。看着宝宝的脸被湿疹折磨得皮破肉绽，而且湿疹部位已经蔓延到耳朵，真的好担心会不会破相呀，照这样下去宝宝的脸上会落下疤痕吗？

答

　　这位妈妈你好！首先请你放心，目前宝宝脸上的湿疹虽然有较重渗出，但不会像你所想象的那样可怕会破相。因为婴儿湿疹是一种具有明显渗出倾向的浅层真皮及表皮炎症性皮肤病，对皮肤的损害只是表皮，比较浅，故不会留有疤痕。

039 婴儿湿疹为什么容易复发

问

　　我家孩子的湿疹很严重，从出生到现在已经6个多月了，用药后好了，但一停药后就又出现了，这样如此反复真令人头痛。请问医生，湿疹为什么会这么容易反复呢？

答

　　湿疹是由多种内外因素引起的皮肤过敏性炎症反应，外在的物理或化学性刺激均可能与本病发生有关，湿疹的病因多且复杂，其发生、复发或加重受多种内在因素或外界刺激的影响，主要病因包括变态反应（即过敏反应）、外界刺激。其变态反应的变应原可来自食物的摄取、吸入的物质、体内感染病灶、药物、化学制品、遗传因素及居住环境的潮湿等，可以说过敏原在日常生活中难以避免，所以易于复发。

问

　　我的宝宝在月子里是很乖的，但自从满月后脸上长了湿疹就变得很不乖，老是哭闹，小手还不时地抓自己的小脸，或在抱他喂奶时小脸总是在我身上蹭，睡觉也哭，喂奶也哭，看上去要比与他同月龄的孩子瘦小。我真担心宝宝会因此而影响生长发育，请问医生湿疹为什么会这么痒呢？

答

　　湿疹是一种具有瘙痒感，而且会产生丘疱疹的过敏性皮肤病，它是一种内因性或是皮肤受到外界刺激所引起的表皮反应，而表皮可因刺激的方式、时间与程度的不同而产生不同的变化。因而湿疹会出现各种不同的疹子，如红斑、丘疹、水疱、脱屑甚至整个表皮变厚而成的苔藓样反应，在表皮反应的过程中，会制造一些因子刺激皮肤中的神经纤维，影响到表皮细胞，因而产生痒感。另外人体过敏反应时所分泌的炎症介质——组胺，支配一些发痒神经去向脊髓传递信息，信息在脊髓得到处理后，反馈给大脑，也是产生痒感的原因。

041 | 婴儿湿疹能根治吗

问

我家宝宝刚满月时就起了湿疹，开始未在意，但是到了70天的时候湿疹就特别厉害，去医院开了两支药膏用后感觉好点，但不用又厉害了。宝宝现在已6个月了，可还是要用这些药膏，不涂就要起小红疙瘩，请问用什么药能根治呢？

答

湿疹是由多种内外因素引起的一种具有剧烈瘙痒、多种形态的皮疹和明显的渗出倾向的皮肤过敏性炎症反应。过敏体质、外在的物理或化学刺激均与本病有关，其发生、复发或加重与多种因素有关，且可多种因素并存。由于其致敏原因复杂，难以确定，治疗的同时若找不到过敏原也很难达到治愈的目的，当病人再接触过敏原时或本身具有湿疹素质，仍可诱发或加重本病的发生。因此，湿疹难以根治，但也有的患儿随着年龄的增长、脾胃功能的改善、生活环境的改变、体质的改变而自愈。

问

　　我女儿已2岁多了，从生后40天就得了湿疹，一开始不厉害，听老人说这是"胎毒""奶癣"，不用治疗等孩子长大了，断奶后就好了，可是孩子现在已经2岁多了，断奶也一年多了，湿疹不但没好，反而重了，面积也比以前扩大了，而且还蔓延到全身，有时还流水、奇痒，抓得遍身血痕，我们看了真难受。不是说小孩断奶后1岁以后湿疹就会自愈吗？为什么我孩子还在受湿疹的折磨呢？

答

　　婴儿湿疹是一种常见的过敏性皮肤病，与过敏体质有关，一般在婴儿期发病。其总的趋势是随着年龄的增长而逐渐减轻，皮肤症状会在2岁左右消失，但仍有2%～25%（平均10%）的患儿皮肤症状会移至成人期，只是临床表现有所不同而已。

043 异位性皮炎有根治的办法吗

问

我女儿从小就有湿疹，一直治疗但病情总是反反复复，现在已经4岁了，可是身上的湿疹仍未去除，尤其是两只小手的皮肤变得特别厚而粗糙，并有裂痕、出血，现在医生又诊断为"异位性皮炎"。我们用过多种方法，如口服中西药、外涂药膏等，可就是不能彻底治愈，怎么办？我想请教两个问题：什么是异位性皮炎？得了异位性皮炎后有没有根治的办法呢？

答

这位妈妈你好！看着孩子反复不愈的皮疹，你的心情焦虑是可以理解的，下面首先简要回答一下你提的第一个问题。

异位性皮炎又称遗传过敏性皮炎，通俗地讲，是湿疹随着孩子年龄的增长，仍然未愈的顽固性湿疹，这就叫异位性皮炎。它的诊断标准有很多，但是它有三个最主要的特点：一是反复、顽固、对称的皮损，特别痒。二是伴有皮肤干燥。三是个人或者家族中有过敏史，比如说过敏性哮喘、过敏性鼻炎、荨麻疹等。实验室检查有一定的阳性表现，比如说嗜酸细胞增高、血清的IgE增高，并可查到某种变应原的抗体。

第二个问题是异位性皮炎有没有根治的办法，这个到目前为止，还没有特别好的可以根治的办法，由于异位性皮炎病程短则一二年，拖个十年八年的也是常事，少部分还会持续到青少年期甚至成人，因此父母照顾起来也就倍感艰辛，病童与家长无不希望找出"根治"的办法。虽然医界不断地在寻找新的治疗方法，但目前为止还不能有效地改变或缩短其病程，只能对症治疗。具体治疗方法包括几个方面：一是做过敏原检查，找到过敏原因，避开过敏原来减轻过敏反应。二是针对痒，可以选用一些止痒的药物，包括中药、西药，但是一定要在医生的指导下进行，尤其是激素类的药物。还可以口服一些止痒的药物，如仙特敏、开瑞坦。如有皮肤干燥，可以用一些保湿的药物，如硅霜、凡士林类油膏等。另外，如果没有条件做过敏原检测的话，在实际生活中观察也可以找到过敏原因的，比如孩子怕热或因为摩擦皮损就会严重，如果观察到了，就避免接触热源或避免摩擦患处，同样也会减轻孩子的症状。一般来说，应避免太冷或太热的环境，温度、湿度都应加以调节，避免过激烈的运动，选择吸收力佳、不刺激皮肤的棉质衣服，避免尼龙类、毛料直接刺激皮肤，少用肥皂或选用过敏体质或干性皮肤专用的皂类，天冷时要时常擦保护霜，生活作息要正常，并要注意海鲜、蛋白类、乳制品或是刺激性的香料对皮肤的影响，最重要的是，要接受它是一个慢性病的事实与挑战，找出最适合小孩的生活方式与活动，帮助他们度过这段艰难的时期。

044 | 婴儿湿疹与"湿"是否有关

问

　　我的宝宝出生后一直是用母乳和配方奶粉混合喂养。这些天我发现宝宝全身，特别是面部出现很多不规则的红色皮疹，个别部位都可连成片，耳后还出现小裂痕，有黄色液体渗出，医生看后诊断为婴儿湿疹。请问引起湿疹的原因是什么？与"湿"是否有关？应怎样预防和治疗呢？

答

　　你的孩子身上出现的皮疹是典型的湿疹。湿疹是一种慢性皮肤疾病，主要原因是对食入物、吸入物或接触物不耐受或过敏所致。患有湿疹的孩子起初皮肤发红、出现皮疹，继之皮肤发糙、脱屑，抚摩孩子的皮肤如同触摸在砂纸上一样。遇热、遇湿都可使湿疹表现显著。由于湿疹伴有奇痒，孩子会用手抓皮疹的部位，造成皮肤破损。躺着时，孩子会在枕头上蹭脑后部；趴着时，孩子会用床单摩擦面部止痒；抱着时，孩子会依偎在你的肩膀揉蹭脸部。

　　大约20%的婴儿会对奶蛋白产生不同程度的不耐受现象，常表现为不同程度的湿疹，严重者可出现腹泻，甚至便血。一般婴儿只是对牛奶蛋白不耐受，但个别孩子对母乳蛋白也不耐受。这种不耐受表现多于出生后1~2月开始，逐渐加重，生后4个月左右往往达到高峰。随着辅食的添加，情况多开始好转，一般2岁左右逐渐消失。但有些孩子皮疹会越来越重，而后出现食物过敏、过敏性鼻炎，甚至过敏性哮喘。

　　特别提醒，湿疹本身不是因潮湿所致，但潮湿可以促使湿疹加重。给孩子洗完澡，或者是孩子出汗后，皮疹都会变得更加明显。湿疹第一次引起家长重视往往是洗澡后，因此家长容易将原因推为洗澡后身体没擦干等潮湿因素。治疗任何疾病都应是在消除病因的基础上对症治疗。引起婴儿湿疹主要的原因与奶有关，常理来说，应该停用奶制品喂养，可是孩子才几个月大，不吃奶又如何生存？因此，治疗婴儿湿疹最主要的方法是对症治疗——消疹、止痒。消疹可以缓解皮肤的损坏，避免皮肤感染。止痒可以解除孩子的痛苦，避免皮肤抓伤，也可预防感染。

045 | 婴儿湿疹与季节有关吗

问

我家宝宝身上的湿疹每年一到3、4月份就比平时重，请问湿疹与季节有关吗?

答

湿疹是婴幼儿常见病，一年四季均可发生，尤以春天多发，病因比较复杂，与日晒、出汗及各种过敏原有关。患湿疹的宝宝常常是先天性过敏体质，在受到一些致敏因素的刺激后，就会引起发病。春天里多见的过敏因素是宝宝吸进了空气中的花粉、粉尘或螨虫，因而加重或诱发湿疹。

问

我的宝宝现在有11个多月了，小脸蛋在晚上总是那么红，尤其是睡觉的时候，特别干燥，像个麻土豆。医生说这是湿疹，用了很多治湿疹的药，不太见效，尤其是冬天更明显。请问医生，湿疹与天气寒冷有关吗？

答

这是由于冬天北方的气候干燥，加上室内供有暖气，使皮肤长期在湿热、干燥的环境中或经常用热水烫洗，使皮肤脱水干燥而引起的一种皮炎，又叫乏脂性皮炎，临床上多表现为红斑、干燥鳞屑，表皮角质层有细小的裂纹，裂纹处露出线状红色斑，如同碎瓷棒，因此又叫裂纹性湿疹，多见于冬季。

047 | 婴儿在患湿疹期间润肤品还可以用吗

问

我的宝宝5个月了，脸上的湿疹时好时坏，好了以后皮肤很干燥、起皮，不久湿疹又加重，反反复复。请问像这种情况还可以用婴儿护肤品吗？

答

不可以。由于婴儿湿疹是一种过敏性皮肤病，其皮肤结构及功能不完善，对外界环境的刺激如冷、热、化妆品、护肤品的耐受力较差，而一些护肤品的成分较复杂，内含的芳香剂等均可引发皮肤过敏而加重病情。

婴儿在患湿疹期间是否可以洗澡，洗澡后能扑粉吗

问

我的宝宝现在快4个月了，自从3个月时打了百白破针后全身都发了湿疹（发出好多红疹子，但没有破）。医生说他是过敏体质，以前我们天天给他洗澡，但我看到网上说湿疹怕水，一见水就更厉害了，可孩子长时间不洗澡，身体不舒服。请问婴儿在起湿疹期间到底能否洗澡？

答

宝宝在患湿疹期间，如果湿疹未溃破，无渗液，是可以洗澡的。但为患湿疹的宝宝洗澡要注意：

①用温水轻轻擦身体，洗澡时不要用任何的皂类或者浴液，待敏感期过后，才可适当用一些婴儿抗敏的皂液，但也不能天天用。

②孩子身上有湿疹的地方请不要频繁地揉洗，尤其是有的家长喜欢用热的毛巾帮孩子捂，这样对湿疹的康复是不利的。

③洗澡完毕后，一定要为婴儿将身体皮肤擦干。因为湿疹的病因就是一种湿毒，身体擦不干，会加重身体的潮湿度，可使原本的皮肤湿疹加重。

洗澡不能太勤，建议每周洗1~2次即可，但炎热夏季除外，冬季洗澡室温以26℃至28℃为宜，水温在40℃至50℃，洗后不能扑粉。

049 患婴儿湿疹能否接种疫苗

问

我的孩子18个月了，患了婴儿湿疹已经1年多了还没好，上次打完疫苗回来后，病情加重了。我想知道，婴儿患湿疹期间可以进行疫苗接种吗？

答

这位妈妈你好，你的宝宝到底接种的是什么疫苗，你描述得不够详细，但你首先应该明确什么是预防接种。预防接种是泛指用人工制备的疫苗类（抗原）或免疫血清类制剂（抗体）通过适宜的途径接种到机体，使个体和群体产生对某种传染病的自动免疫或被动免疫。我国儿童基础免疫程序所包括的疫苗有卡介苗、脊髓灰质疫苗、百白破三联制剂、麻疹疫苗、乙肝疫苗。婴幼儿湿疹患儿接受某些预防接种，如牛痘或水痘疫苗有时可引起全身严重反应，不宜接种。如湿疹较严重，乙肝疫苗的接种应等湿疹痊愈后再打，因为各种疫苗皆为生物制品（异性蛋白），容易引起过敏反应，且疫苗盒上皆注明有严重过敏反应疾病者不宜注射。湿疹为变态反应性疾病，也有过敏因素，用之就应慎重。对接种疫苗如卡介苗，有严重湿疹患者应避免二次接种。

患婴儿湿疹时没打的预防针能否补打

问

　　我的宝宝4个月时去当地防疫站打百日咳、白喉、破伤风预防针的第2针，但因宝宝当时面部湿疹比较重，医生建议暂时不能打，等宝宝湿疹好些后再补打，可现在宝宝已经5个月了，可以补打吗？

答

　　可以补打预防针。小儿患湿疹期间严重时建议不要打预防针，因为三联针（百日咳、白喉、破伤风）致敏原较强、反应较多，而患湿疹的孩子大多为过敏体质，这时打预防针容易引起不良反应，因此建议在湿疹严重时最好不打预防针，等湿疹好一些，你可与当地防疫部门联系。

051 | 婴儿湿疹有哪些危害

问

我家孩子现已8个多月，从出生到现在，湿疹间歇性地长满整个脸颊，每在发现较为严重时，我便按医嘱在患处涂抹药膏，效果不错，但过两天，脸上的小痘痘又一个两个地冒出来。请问长期不愈的湿疹会对孩子产生哪些危害呢？

答

据有关资料显示，婴幼儿湿疹的临床发病率高达26.69%~68%，故应当引起重视，而更应该注意的是婴幼儿湿疹与遗传及过敏有关，常常可以合并哮喘、变应性鼻炎等。据国内外临床资料统计，哮喘患儿中曾患过婴儿湿疹的占53%~55%，专家们因此认为婴幼儿湿疹是哮喘的前驱症状。而本病病因较为复杂，其发病与多种内外因素有关，病程长，反复发作，急慢性期重复交替，伴剧烈瘙痒，烦躁不安。由于奇痒，不仅给患儿带来痛苦，而且可以影响其饮食及睡眠，从而影响孩子的正常发育，过分抓挠则会引起皮肤和局部淋巴结感染，甚至发生败血症等严重疾病。颜面及尿布包裹的部分最容易发生感染。此外，诸如水痘等皮肤感染，在患有湿疹的孩子身上，也会变得特别严重，某些防疫疫苗也会在患湿疹的皮肤上造成大片的水疱。因此，在皮疹没有治好之前，应该将接种疫苗的时间延缓，患有婴儿湿疹的婴儿，不要给其注射某些疫苗，如果你的孩子患有婴儿湿疹，请勿与患有水痘或风疹的人接触，以免加重病情。部分患儿的湿疹可因治疗不及时、不彻底或其他一些原因发展至儿童期，甚至成人期，对孩子日后的学习及生活均会有不同程度的影响。

小儿湿疹和成人湿疹是一回事吗

问

有时我带孩子去皮肤科看病，发现很多成人也患有湿疹。请问小儿湿疹和成人湿疹是一回事吗？

答

小儿湿疹和成人湿疹本质上是一回事，小儿湿疹包括婴儿湿疹和幼儿湿疹，其疹型与成人湿疹不完全一样。婴儿湿疹发于脸上者多，轻的（干性）只有红斑、丘疹，重的（湿性）则有水疱、糜烂、渗出、结痂。一般在3~4岁后逐渐痊愈，大部分人不复发。幼儿湿疹由婴儿湿疹延续而来，或婴儿期未发病而到幼儿期才起病，幼儿湿疹病期较长，疹型比婴儿湿疹复杂，除红斑、水疱、糜烂、结痂外，还有丘疹、小结节、小风团和苔藓化。皮疹更痒，有血痂，抓痕也多。好发部位常不在面部，而在四肢屈侧和皱褶部，如腋窝、肘窝、腹股沟等处。皮疹多半干燥，抓后易合并化脓、感染。

053 | 儿童食物过敏的三大危险因素是什么

问

何为儿童食物过敏的三大危险因素?

答

重庆儿童医院儿童保健专家在历时四年的研究中,对重庆儿童食物过敏的流行病学研究发现,引起儿童食物过敏的三大危险因素是过敏性疾病家族史、皮肤症状和过早添加辅食。

哪些食物可能引起过敏 054

问

　　我的宝宝9个月了，开始时前额出现皮疹，之后整个面部都出现皮疹，现在背部也有了，小手不时搔抓，怎么9个月的宝宝还得湿疹呢？该怎么办？

　　看医生后怀疑最近宝宝是否吃过什么容易过敏的食物，请问哪些食物容易引起过敏呢？食物过敏的常见症状又是什么呢？

答

　　一般而言，牛奶、蚕豆、花生、鱼和蛋可能在食用后导致婴幼儿过敏。现代食品工业发达，也有一些人因为食品添加物而过敏，如色素、抗氧化物、防腐剂等，这类含有添加物的食物，如蜜饯和一些糖果，过敏患者还是少吃为妙。此外有些食物不一定食用，即使只有接触，也可能造成皮肤发痒、红肿等过敏反应，如香蕉、栗子、桃子、马铃薯、葡萄、番茄、香菜等。

055 | 食物过敏的常见症状有哪些

问

请问医生，食物过敏的常见症状有哪些？

答

呼吸系统出现鼻炎、气喘、咳嗽症状，眼睛瘙痒红肿，皮肤出现风团、湿疹、血管性水肿、红斑、瘙痒现象，消化系统则可能产生腹痛、恶心、呕吐、腹泻、消化道出血、口咽部瘙痒等不适。

引起儿童食物过敏的主要食物及机理是什么

问

请问医生，引起儿童食物过敏的主要食物及机理是什么？

答

重庆儿童医院儿童保健专家在314名皮肤点刺实验及970名婴幼儿调查中，发现重庆儿童食物过敏的最低患病率为3.5%，引起过敏的主要食物是鸡蛋、牛奶和花生，其中花生过敏最为严重，持续时间最长。由于食物被人体摄入以后，机体对食物发生了异常的免疫反应，导致机体的生理功能紊乱，并可能伴有组织损伤。而婴幼儿消化道黏膜保护屏障发育不全，肠壁的通透性比较高，容易将一些异体蛋白质或其他类型可能导致过敏的抗原物质直接吸收进入体内，从而刺激人体的免疫系统产生了抗体。此阶段在医学上称为致敏阶段，当再次吃致敏物质时就会发生过敏。过敏性疾病多在婴儿早期出现，常发生于3岁以下的婴幼儿，1岁内最多，4~6个月为高发年龄段。

057 | 食物过敏的原因与遗传有关吗

问

我儿子现已4岁，小时候起过湿疹，已治愈，但现在皮肤粗糙，体质差，经常感冒，咳嗽，最近因吃桃子而引起喘憋，去医院经抢救病情平稳，诊断为"喉头水肿""食物过敏"，孩子的父亲也是吃桃过敏，请问医生食物过敏的原因是什么？与遗传有关吗？

答

过敏，是因为身体的免疫系统对于外来过敏原的过度反应，以致造成许多身体不适的症状，要确认到底是哪种东西引发过敏，必须经过详细的检查，找到免疫系统针对该物质所产生的抗体和其他相关物质，才能破解。目前已经可以通过皮肤斑贴试验及血清特异性抗体检测确认患者是对哪些东西过敏，但是，也不是所有的过敏原都可以借此找到。

另外一种食物"过敏"则与免疫系统无关，属于组织释放剂引起的过敏。例如有些人吃草莓、巧克力、贝类食物，会出现皮肤"过敏"，有些人则对味精敏感，还有一些人会因为食物而引起偏头痛。这可能是因为人体对某些食物的特殊成分已无法适应，或无法代谢排除所引起的。

其实，每个人的体质不同，会引起过敏的原因也不尽相同，并且过敏与遗传也有关系，如果父母属于过敏体质，孩子发生过敏的概率相对也较高。

问

　　我爱人对桃子过敏，甚时接触桃毛则全身皮肤红肿瘙痒，我儿子不久前也因吃桃子而引起"喉头水肿"，险些丧命，医院说这种食物过敏与遗传有一定关系，请问遗传与食物过敏有什么内在联系呢？

答

　　研究发现，父母中一方有各种过敏性疾病表现的，子女发生过敏的概率为37%，而父母双方均有的，则高达62%。另外，4个月内添加辅食的婴幼儿过敏危险性是晚加辅食者的1.35倍。食物可能是婴幼儿接触的最主要环境过敏原。另外，婴儿早期出现的湿疹、红斑风团、瘙痒等与过敏性疾病有关。有过敏性皮肤病的小儿食物过敏的发生率高达90.5%，而有皮肤症状的食物过敏患儿不吃过敏食物后，全部症状缓解。专家建议，反复出现湿疹等皮肤症状的婴儿应首先考虑是不是食物过敏引起的。

059 | 如何预防和避免食物过敏的发生

我儿子曾经因食桃过敏而危及生命，且孩子的父辈也有同样的病史。请问医生，像我儿子这种情况今后在日常生活当中应如何预防及避免其他的食物过敏反应呢？

儿童食物过敏不仅与基因有关，还受后天生活方式、环境因素影响，而后者是可以改变的。重庆儿童医院儿童保健专家认为目前唯一有效的办法是严格避免吃引起过敏的食物。如是单一食物过敏，应将其从饮食中完全排除，对多种食物过敏者，要由营养师对家长进行专门营养指导。同时专家提醒，夫妇有食物过敏史的，怀孕后期勿食曾让自己过敏的食物，以免让孩子通过胎盘或乳汁间接过敏。建议固体食物的加入最好延迟到6个月之后，特别是动物性食物，切忌在婴儿食物中过早加入花生、大豆等，而应摄取足量的维生素。意大利研究人员曾发现，维生素C不足的人，特别容易发生过敏症，这可能是因为维生素C可以维护人体组织的完整性，使过敏原不易侵入体内，诱发过敏。

什么叫"发物"，会引起皮肤病变 | 060
吗，应怎样预防

问

孩子现在快4个月了，因为湿疹很严重，医生让我在哺乳期饮食上暂忌"发物"，否则会通过乳汁加重孩子的病情。请问什么叫"发物"？"发物"真有那么厉害，会引起皮肤病吗？怎样去预防呢？

答

所谓"发物"是民间的说法，指能引起皮肤过敏或加重原有皮肤病的一类食物，大致上包括以下几种：发酵性食物；快速生长的食物，如竹笋、公鸡、豆芽等；味道特别鲜美的食物，如河鲜、海鲜；有特殊气味的食物，如葱、姜、蒜、芫荽等。当然，"发物"引起的过敏也会反映在呼吸系统和消化系统，但有80%是表现在皮肤上。与食物过敏关系密切的皮肤病有急慢性荨麻疹、湿疹、血管性水肿、过敏性紫癜、多形红斑。这些皮肤病的发生，首先是对食物过敏，但是也和病人的体质、健康状况、精神状态、睡眠状态等有密切关系，也就是说一个巴掌拍不响，这就可以解释为什么大多数健康人遍尝美食平安无事，而有些人则须有多种忌口，否则皮肤病就会找上门来。

要预防食物过敏引起的皮肤过敏，除了要调整好母婴的身体状况，增强体质外，就是要知道哪些食物最容易引起过敏。常见的易引发过敏的食物有以下几类：富含蛋白质的食物，如牛奶、鸡蛋；海产类食物，如无鳞鱼、海蟹、海贝、海带；有特殊气味的食物，如葱、蒜、洋葱、牛肉、羊肉等；有特殊刺激性的食物，如辣椒、酒、芥末、胡椒等；某些生食的食物，如生葱、生姜、生西红柿、花生、核桃、桃、葡萄、柿子等；某些富含霉菌的经过发酵的食物，如蘑菇、酒糟、米醋等；富含蛋白质而难以消化的食物，如蛤蚌类、鱿鱼、乌贼等；种子类食物，如豆类、花生、芝麻等；某些外来而不常吃的食物，如伊拉克蜜枣、橡皮鱼等。

如果你对以上一种或数种食物过敏的话，可以采取以下措施加以预防：

①不吃引起过敏的食物。如对牛奶过敏者不仅要忌直接饮用牛奶，而且对于一切含有牛奶的糖果、糕点、小吃等食品一律免用。也不一定终生忌食，可以先避食3~4年，然后逐渐小量试食，若无反应再食。

②煮沸、煮熟处理，破坏其过敏原，适用于对瓜果过敏者。

③代用食物，如对牛奶过敏者，可试用羊奶、豆浆等。

④限制食物疗法：当食物过敏原不甚明确时，可短期采用限制性食物疗法，即在短期内（一般为半个月至1个月）限定食用一组很少引起过敏的食物，如大米、白菜、猪肉、糖、盐等，观察有无过敏反应。如果在此期间原有皮肤过敏消失，以后可以有计划有步骤地进行单项食物开放，逐渐增加品种，直到出现过敏症状，记下致敏食物，以后禁食。

⑤食物口服脱敏：适用于少数需要经常食用且营养价值高的致敏食物。如对鸡蛋过敏者，可酌情由极少量开始食用，以增强病人对鸡蛋的耐受力，如无过敏发作，再逐日增加食量，以不诱发过敏为度。

问

我儿子都快3岁了，但从出生后两三个月起就长了湿疹，到现在只要吃鱼、虾等海鲜类食物就会使他身上的湿疹加重，并且奇痒无比，经常抓得伤痕累累，看了都心疼。请问医生，孩子是不是以后就不能吃海鲜类食物了，这样忌口要到何时？

答

根据你的描述分析，你宝宝是鱼虾过敏，这表明孩子是过敏体质，不能吃海鲜类，为了保证宝宝的蛋白质供应，可以吃一些肉类和豆制品。这种现象有的孩子可以随着年龄的增长而好转，可以观察，但在临床中很多湿疹患儿的家长在就诊后都会问医生是否需要忌口。的确临床上有许多皮肤病需要饮食调忌，如湿疹、荨麻疹、异位性皮炎、神经性皮炎、脂溢性皮炎等常见病和多发病。其发病与饮食有着密切的关系，皆可因吃刺激性食物或发物而使病情加重，因此对那些有食物过敏因素的患者，在发病期间或治疗后相当长一段时间内，应限制或禁食鱼、虾、蟹、羊肉等腥发之物，以及鸡、鸭、鹅等禽类食物和葱、姜、蒜、韭菜、辣椒、芫荽、酒类等刺激食物或油炸等难以消化的食物。否则，即使处于稳定期的皮肤病，也会重新发作。但是，某些患者只对一两种食物过敏。因此，不要对禁忌食物的范围过大。患者可将吃进食物的种类和时间与症状发生的时间记录下来。若在进食后12~24小时发病，就为致敏食物，这样忌口就有针对性，缩小了忌口的范围。日常生活中，常见一些人不管患了哪种皮肤病，也不管自己对什么食物过敏，凡是所谓的"发物"，统统忌口，结果造成营养不良，影响了身体健康。即使是皮肤病患者，对于禁忌的食物也并非永远忌口，一般待皮肤病稳定一段时间后，可尝试吃过敏食物，从小量开始，如无特殊反应，可逐渐增加食用的量和次数。经过反复多次脱敏，一些人吃原来过敏的食物，可以不再发生过敏反应。

问

　　我家宝宝在1个月时身上开始长湿疹，后经多方治疗，湿疹基本消失。宝宝现已10个多月，在前些天给宝宝喂了虾肉后，宝宝即出现腹泻、湿疹加重，医生说因宝宝是过敏体质，所以在吃虾后出现上述这些症状属食物过敏反应。请问医生，我们在今后的日常生活中该怎样预防食物过敏的发生呢？

答

　　这位妈妈，您好，孩子出现食物过敏，一方面是因刚出生的婴幼儿肠胃的吸收及消化功能差，如果饮食不慎，很容易引起婴幼儿食物过敏。另一方面，婴儿消化道黏膜保护屏障发育不全，肠壁的通透性比较高，容易将一些异体蛋白变成其他类型的可致过敏的抗原物质直接吸收进入人体内，导致机体生理功能紊乱，那么，预防婴幼儿食物过敏应注意哪些事项呢？

　　婴幼儿出生后，最好用母乳喂养，母乳中含有多种对过敏有制约作用的免疫球蛋白及多种抗体，对预防过敏有好处。而且母乳饮食较单纯，基本不吃杂品，这对防止婴幼儿食物过敏也有好处。哺乳的母亲除注意营养外，最好也不要吃高致敏食物。用牛奶喂养的婴儿，如出现过敏，应立即停用，改用人乳、羊奶、豆浆代乳粉等食物。

　　对未满周岁的婴儿，不宜喂食鱼、虾、螃蟹、海味、蘑菇、葱、蒜等易引起过敏的食物。婴儿在增加新食物时，一定要一样一样分开增加。在每添加一种新食物时，要注意观察有无过敏反应，如皮疹、瘙痒、呕吐、腹泻等，一旦出现过敏反应，应停止食用这种食物一段时间，然后再试用。切忌多种新食物一起添加而分不清过敏原。

　　婴儿在喂食后，应立即将口周围的食物残液擦干净，以防止出现食物残汁致皮肤过敏。

063 | 如何防止婴儿湿疹的发病

问

我的宝宝出生后不久就得了湿疹，经常去医院治疗。我们在医院门诊中发现得湿疹的孩子非常多，有的甚至1~2年不好。请问如何防止婴儿湿疹的发生呢？

答

患湿疹的孩子属于过敏性体质，除了遗传因素外，食物也能诱发病情发作。大部分婴儿湿疹，可能是缘于患儿对蛋白、鱼和牛乳等食物中的某些大分子物质过敏，这些物质也可通过母亲的乳汁传给婴儿，因此，本病好发于营养好且肥胖的孩子或消化不良者。为了防止婴儿食物过敏，一般在开始试用新的食物时，必须从少量开始，逐渐增加，如无过敏，经过7~10天后再增添另一种新的食物，如患儿过分肥胖，喂食又过多过勤，就应该节制喂食的量和次数，如估计患儿对牛乳过敏，可在喂食前将牛乳多煮沸几次，使牛乳蛋白变性或者改喂人乳、羊乳、豆浆等。

如果患儿对蛋白过敏，可只给喂食蛋黄，或者先给予少量蛋白，再逐渐增多。如患儿对母乳过敏，叮嘱乳母暂时少吃或不吃鸡蛋、牛乳、海鲜或刺激性强的食物，同时避免患儿体内水分太多，加重病变，病孩食物应少含食盐，患儿如有便秘，为防止致敏食物在肠道内停留时间过久，可酌情给予蜂蜜润肠通便。动物性食品（肉类、牛奶、禽蛋等）是保障儿童生长发育的重要物质，完全限制既不可能也无必要，因此医学专家建议这些孩子们减少一些动物性食物摄入，多吃糙米、蔬菜能使孩子的过敏体质得到改善，因为糙米、蔬菜所提供的红细胞生命力强，又无异体蛋白进入血液，所以能防止过敏性皮炎的发生，有过敏体质的成人也同样适用这种方法。

婴儿患湿疹后，家长应注意什么呢 | 064

问

　　我儿子出生不到2个月就得了湿疹，病情时好时坏，反反复复，至今快1年了，很是让人闹心。请问婴儿患湿疹后，我们家长在日常生活中应该注意些什么呢？

答

　　婴幼儿患湿疹后，常出现哭闹不安，不能安静入睡，继发感染后还会发热，局部淋巴结肿大，如不及早治疗，可转成慢性湿疹，因此，婴幼儿患湿疹后，家长在日常生活中应注意以下几个方面：

　　第一，用食物排除法寻找导致过敏的食物，对牛奶过敏的婴儿应改人奶、羊奶或代奶粉喂养，或将牛奶多煮一会儿，少加糖，或牛奶加1/3或1/2的米汤，以后根据孩子消化吸收情况逐渐由稀到浓增加奶量。用母乳喂养的婴儿要缩短喂奶时间，两次母乳之间可喂淡菜汁或淡果汁。哺乳的母亲饮食也要清淡一些，因为有些饮食中过敏物质可通过乳汁进入婴儿体内，故应少食奶制品及辛辣、海味、腥味食品，如葱、蒜、辣椒、韭菜、鱼、虾等，要注意保持婴儿大便通畅。便秘者常服些蜂蜜水或调换饮食，大便次数多者用神曲或谷芽、麦芽适量煎水服，以助消化。如有消化不良，应及时治疗。患儿应注意饮食要定时定量，最好吃母乳，母乳喂养可以防止由牛奶喂养而引起异性蛋白过敏所致的湿疹。发病期间不要给孩子吃鱼泥、虾泥、鸡蛋、牛奶、牛肉泥等。尽量避免喝牛奶、吃鸡蛋等蛋白食物，稍大的孩子在添加辅食时，应由少到多一种一种地增加，使孩子慢慢适应，也便于家长观察是何种食物引起过敏，忌食荤腥发物，如蛋、奶、海味食品等。避免孩子把食物残渣留在嘴巴四周以减少刺激，随着年龄的增长可给予多种维生素食物，不可吃得过饱，还应注意饮食的性质、调配和喂哺的间隔时间。

第二，对于患湿疹的婴儿护理，应注意温、湿度适中，室温不宜过高，最好保持在25℃至28℃，否则会使湿疹痒感加重，过热也会加重症状。婴儿所处生活环境要保持清洁、干燥、通风。在平时应该尽量减少环境中的变应原，如屋尘、螨、动物羽毛、皮毛、人造纤维、真菌等。家里尽量不要养宠物，并远离绒毛玩具。衣服不要过暖，避免汗液的刺激。婴儿衣着应宽大轻松、吸湿性好、舒适，棉织品最合适，合成纤维、毛织品或深色衣着对皮肤有刺激，容易引起过敏反应。婴儿内衣要勤换，忌用毛织物。在婴儿湿疹急性期忌穿和盖毛衣、毛毯、化纤物等，这些衣物易引起过敏，宜改用柔软透气的棉布衣物，婴儿尿布应勤换洗。

第三，婴儿的生活要有规律，有充足睡眠，切忌搔抓、摩擦皮肤而使皮疹破溃，以免造成皮肤损伤，增加感染和过敏的机会。家长应给患儿戴上手套，防止挠抓，避免"痒—抓—痒"的恶性循环。由于奇痒，孩子有时自己会把小脸和枕头或盖被摩擦，或者用小手摩擦，故婴儿睡前也应将其两手加以适当约束，以防抓伤，引起皮损泛发。每天更换枕巾，不要让湿疹感染，接触面部的被子部分可缝上棉布做被头，并且每天勤换。

第四，婴儿湿疹皮损勿用水洗，避免有刺激性的物质接触皮肤，不要用碱性肥皂洗患处，也不要用过烫的水洗患处，不要涂化妆品或任何油脂且勿用刺激性强的药物，应该用纱布蘸点植物油轻抹去痂。渗液多时，可用3％硼酸水湿敷。严禁用香皂、肥皂、药皂清洗婴儿皮肤，湿疹严重时不要洗澡，特别是洗头和洗脸，最好不洗。婴儿用具单放，洗枕巾和被头的盆要与洗尿布、衣服的盆分开。皮肤保持清洁，避免刺激，如搔抓、日晒、风吹等。对脂溢型湿疹千万不能用肥皂水洗，只需经常涂一些植物油，使痂皮逐渐软化，然后用梳子轻轻地梳理掉。

如果婴儿过度哭闹，可分散婴儿的注意力，陪他玩等产生的适度疲劳会使婴儿夜间睡得好。另外要注意：激素类软膏若用于面部或大面积长期应用可产生不良反应。婴儿皮肤薄嫩，用药不当往往会加重病情。因此，应在医师指导下选用弱效皮质激素尤卓尔软膏涂于局部，但一般不用抗生素，如继发感染则可用之。可去除致敏因素，并可内服扑尔敏、葡萄糖酸钙等抗过敏药。严禁接种牛痘，以免引起全身性反应，如果用治疗"癣"的药物来治疗婴儿湿疹，病情会加重。有湿疹的婴儿不要接触患水痘、单纯疱疹、风疹的孩子。

065 | 怎样除去婴儿头皮上的乳痂

问

我的宝宝快3个月了，前阵子一直起湿疹，头顶上结了厚厚的黄色痂皮，现在有的地方已经开始脱落，但是脱完以后还有一层皮。我想问现在孩子能否洗头，怎样才能使痂皮脱落得更快更干净？

答

在儿科门诊，经常可以看到有的母亲抱着的婴儿头皮上有一种黄褐色油性鳞屑，覆盖在囟门周围，既不卫生又不美观，这是怎样形成的呢？这是因为新生儿头皮的表皮与真皮联系不够紧密，因此表皮容易脱落，再者新生儿及月龄小的婴儿皮脂腺相对较多，其分泌功能旺盛，能大量分泌皮脂。另外新生儿在1个多月时胎毛就开始脱落，又生新毛发，以后在1岁以内又脱落、再生数次。由于上述生理特点，所以婴儿头皮的皮脂腺分泌物与脱落的表皮、毛发及灰尘积聚很容易形成一层厚痂，我们称之为乳痂。这是脂溢性皮炎，属湿疹的一种。

产生乳痂的原因与母亲护理婴儿的方法有一定关系，若在婴儿没结乳痂前经常洗头，就可以不产生乳痂。由于婴儿弱小，所以有的母亲不敢给孩子洗头，更不敢洗囟门处。其实囟门处并非一点不能碰，只要动作轻柔，囟门处是可以洗的，做到经常洗头也就不会结痂了。如已经结痂，可用婴儿润肤露、植物油涂在痂处，敷半天，然后用细齿的小梳子轻轻一梳痂皮就掉了，再用中性洗发液和温水洗净就可以了，注意不要用梳子硬刮，也不要用手抠，以防弄破了头皮引起感染。较厚的结痂一次可能洗不掉，可以用油多敷几次，多洗几次。除痂洗头后要特别注意防止婴儿着凉，最好戴上帽子或用手绢遮盖一下。

问

我的宝宝出生后1个多月就得了湿疹，现已3岁半了，仍未愈，且对鸡蛋过敏。近日因肺炎，皮试青霉素过敏，医生说孩子可能是"过敏性体质"，俗称"过敏儿"，今后在日常生活中应格外注意，这使我们心里很不安。请问"过敏儿"能预防吗？

答

提到"过敏儿"，可能有不少人会联想到哮喘、过敏性鼻炎、湿疹等疾病。一点不错，"过敏儿"即具有过敏性体质的小儿最易罹患这类过敏性疾病。由于他们对环境中的刺激性物质特别敏感，稍不留意就会发生过敏反应，由此引起的各种症状会严重损害孩子的生活质量，增加他们成长中的烦恼。

事实上，在孩子尚未出世之时，就有不少因素在影响着孩子是否会成为一个"过敏儿"。因此预防"过敏儿"应从婚前咨询开始。遗传学方面的研究已证明：双亲中有一个患过敏性疾病，其子女成为"过敏儿"的可能性为60%；双亲均为过敏性疾病患者，产生"过敏儿"的可能性上升为80%；与此相比，双亲均无过敏性疾病患者，仅有19%的子女可能成为"过敏儿"。因此同是过敏性体质的男女之间尽量避免通婚。

有过敏性疾病史的婴儿日后易成为"过敏儿"。对这些高危婴儿应保证出生后6个月的纯母乳喂养，断奶时间延迟至生后9个月至12个月更好。生后4个月内不要添加任何辅食，尤其是牛奶、蛋类等富含异性蛋白的食物，添加辅食时间应延迟至6个月以后，而鱼、虾、蟹及贝壳类食物系高度致敏物质，应在孩子4岁前避免食用。哺乳期妇女如摄入含高过敏原的食物，2~6小时后便可在母乳中检测到这些食物成分，而且可持续1~4天之久，因此高危婴儿的妈妈在哺乳期不应喝牛奶和吃蛋、海鲜、坚果（如花生）等食物。

不良的居住环境是孕育"过敏儿"的温床。如家中尘螨含量过高，或养宠物（尤其是猫），或有人常在家抽烟，或因烧香等使屋内空气浑浊，都可促使孩子早早地发生过敏性疾病。因此在高危婴儿的居室内除了不养宠物、不抽烟，尽可能保持低污染之外，尚应采取措施努力减少尘螨的数量，保持室内通风及适当湿度。

总而言之，即使孩子通过遗传获得了过敏性体质，只要及早采取得力的干预措施，是可以避免发生过敏性疾病，使其成为健康儿童的。

中医是怎样认识婴儿湿疹的

问

中医是怎样认识婴儿湿疹的？

答

中医文献没有"湿疹"病名，但对于湿疹的病机、治疗，有不少相关的记载。《素问·至真要大论》中的"诸痛痒疮，皆属于心""诸湿肿满，皆属于脾"揭示了本病虽病在表，却与五脏病机相连，并为本病治疗确定了纲纪。《诸病源候论·浸淫疮候》说："粟疮作痒，属心火内郁，外感风邪。"《外科正宗》说："奶癣，儿在胎中，母食五辛、父餐炙煿，遗热于儿，瘙痒不绝，生后头面遍身，发为奶癣，流脂成片，睡卧不宁。"可见，古人是从内、外两个方面来分析病因的，内有心火、脾湿，再外感风湿热邪，湿热相搏，浸淫肌肤而发病。当代医家对本病的认识，观点基本相同，认为湿疹发病，多因禀赋不耐（属于过敏性体质），继而后天失其调养，情志不遂，五志化火，或饮食失节，恣食炙煿"发物"，脾失健运，生湿蕴热，复因腠理不密，洗浴淋雨，防护不周，外感风湿热邪，内外相搏，克于腠理，浸淫肌肤，发为湿疮。

湿疹发病初期风湿热蕴结于内，外发于皮肤，风善行而数变，故发病迅速，进展快。热为阳邪，易透发皮肤为红斑、斑丘疹，自觉灼热。湿热搏结，浸淫肌肤，可见潮红肿胀、水疱、糜烂、渗液、剧烈瘙痒，或有心烦口渴等全身症状。湿性重浊黏腻，使本病缠绵难愈，易反复发作。湿热久滞，或长期渗水失液，耗血伤阴，化燥生风，肌肤失养，故而肥厚皲裂，干燥脱屑，而转归血虚风燥之证。《医宗金鉴·外科心法要诀》记载："敛疮，始发头眉间，胎中受热受风缠，干痒，白屑，湿淫水，热极红晕类火丹。"《医宗金鉴》记载："此症生婴儿头顶，或生眉端，又名奶癣，痒起白屑，形如癣疥。"

并有"湿敛"与"干敛"之分，这与现代医学把婴儿湿疹分为湿型（渗出型）和干型（干燥型）相吻合。中医认为，本病因怀胎前后，父母或受风湿热邪或过食鱼腥发物、辛辣炙煿之品，以致动风、燥火、生湿，血中之风湿热毒客于胎儿，亦可因胎儿禀赋不耐，风湿热邪乘袭或喂养不当，损伤脾胃，以致脾虚湿热内蕴，外发体肤所致。

问

中医对湿疹是怎样分型的？

答

中医认为湿疹虽为表皮肌膜之疾，但内与脏腑气血息息相关，外与风、湿、热邪有关。故临床将湿疹一般分为三型：①湿热俱盛型：相当于急性湿疹。②脾虚湿盛型：相当于急性或亚急性湿疹。③血虚风燥型：相当于慢性湿疹。

一分钟揭秘婴幼儿湿疹

069 | 湿热俱盛型湿疹有哪些临床表现

问

湿热俱盛型湿疹有哪些临床表现？

答

发病急，病程短，身热心烦，口渴，大便秘结，小便赤少，皮损潮红焮热，轻度肿胀，继而粟疹成片或水疱密集，流液流津，瘙痒不止。舌质红，苔白或黄，脉弦滑或滑数，指纹紫。

脾虚湿盛型湿疹有哪些临床表现

问

脾虚湿盛型湿疹有哪些临床表现？

答

病程长，口渴不思饮食，大便不干或溏泻，皮损粗糙肥厚或兼有少量渗液，仍有丘疹、丘疱疹及小水疱，皮肤轻度潮红，瘙痒，可见抓痕鳞屑，伴有纳食不香、身倦等症。舌质淡或有齿痕，舌苔白或腻，脉沉缓或滑，指纹紫。

071 | 血虚风燥型湿疹有哪些临床表现

问

血虚风燥型湿疹有哪些临床表现？

答

病程久，皮损粗糙肥厚、角化皲裂，表面有抓痕、血痂，颜色暗或呈色素沉着。舌质淡，舌体胖，脉沉细或沉缓，指纹淡紫。

婴儿湿疹在诊治中应注意的几个问题

问

婴儿湿疹在诊治中应注意哪几个问题？

答

婴儿湿疹在诊治中应注意以下问题：①全身性疾病常为婴幼儿湿疹的诱发因素，易致湿疹迁延不愈，或反复发作，而且有些以湿疹就诊的婴幼儿其并发症对机体的危害已相当严重，如佝偻病、贫血、锌缺乏症、腹泻等。因此，应早期发现并及时治疗。②婴幼儿皮肤角质层薄，故吸收能力强。在使用外用药时，应注意因吸收过多而造成不良后果。③皮损严重或多发病例采用中西医结合治疗效果好。

073 婴幼儿患湿疹后怎样做到早期干预、合理治疗、越早越好

问

我儿子1个月大的时候，脸上出现比较密集的红疹子，当时听朋友们说现在小孩子大多数都会出现这种情况，不用管它，慢慢会好的。结果真是这样，两周后我儿子脸上的皮疹自行消退了，当时我们还庆幸未给孩子用药治疗是正确的，对孩子来说最起码避免了一些药物的不良反应，但好景不长，在我儿子3个月大的时候脸上的皮肤忽然变得特别干燥、粗糙，有皮屑脱落，后经儿科医生诊为婴儿湿疹。现在皮疹扩散到四肢、脖颈及躯干，儿科医生怀疑是食物过敏，验血的结果表明他对多种食物包括花生及其他干果、鸡蛋、鱼、牛奶等过敏，同时嗜酸性粒细胞也偏高，现在孩子两颊处因反复发病—用药—发病，使得皮肤变厚，为暗褐色，看了许多医生，用了很多药不见好，我该怎么办呢？请帮帮我！

答

很多人认为："婴儿湿疹不治也行，长大后就好了。"由于这种误传使不少患有湿疹的婴幼儿错过了治疗的有利时机，虽然部分湿疹患儿的确可不治而愈，但所占比例毕竟很少。据有关资料显示，这种不治自愈者仅占9.47%，如患儿得不到积极而合理的治疗，会导致皮损加重、病程延长，其主要原因就在于小儿免疫系统尚未完全发育成熟，具有可塑性，随着年龄的增长，其免疫系统发育完善，这种可塑性就越来越差，治愈的机会就越来越小。所以如孩子患有湿疹，千万不要迟疑，治疗越早，效果越好。

问

　　我的宝宝不知道怎么得了湿疹，小脸蛋上长了一大片，连手上也是，几个月的婴儿不会说话，痒起来只能把脸憋得通红，"嗯嗯啊啊"地叫，碰到有人抱，小家伙赶紧把脸往人的衣服上蹭。以前给他用过激素类药膏及其他口服药和外用药，现在这些药不太起作用了，经常会痒得晚上睡不着觉。但在治疗中，经常有医生提醒某某药不要长期用，症状缓解后就要停掉，那么婴儿湿疹的治疗到底应注意些什么呢？

答

　　根据你的描述，你的宝宝可以确诊为婴儿湿疹，对婴儿湿疹的治疗应在医生的正确指导下用药。一般来说，婴儿湿疹多伴有瘙痒、烦躁，影响睡眠，故首选抗组织胺药物治疗，此类药物种类很多，对小儿安全的是0.2%苯海拉明糖浆，每日1mg/kg，分3次口服，或扑尔敏每日0.3mg/kg，分3次服。抗组织胺药具有良好的止痒和抗过敏效果，并有镇静作用。维生素类药可降低毛细血管通透性，减少和防止皮肤糜烂、渗出。如有合并感染者可选用抗生素药物，局部可搽氧化锌油，湿疹破溃渗出多时可用3%硼酸水湿敷2次/日，20~30分/次，渗液减少时可选用含弱效类固醇皮质激素药外用，该药具有抗炎、止痒作用，虽疗效肯定，但停药后仍易复发，不能根治，且长期应用有依赖性和各种不良反应，如局部皮肤萎缩，毛细血管扩张，故应慎用。因湿疹可使用的药物种类繁多，凡更换新药前，一定把以前所用药物清除干净，在更换药物时最好先在小块湿疹处涂擦，观察效果及有无不良反应以决定是否使用，避免因药物使用不当加重病情。

075 | 如何掌握婴幼儿的用药量

问

　　医生，我孩子从小身体较差，时常有点小病小灾的，在喂药时又因不知小儿的用药量如何计算，担心喂药剂量不准会给孩子带来不良后果，请指教用药量如何确定？

答

　　为了孩子的安全，在小儿发病时其选药及用药量都应当特别谨慎。一般情况下建议有病还是应当带孩子去正规的大医院进行诊治用药，如有特殊情况需要在家应急用药的话，有三种小儿用药剂量的计算法，但目前大多是以千克体重为标准来计算用药量的。

　　（1）按年龄计算。

　　使用时可根据个别情况，如发育、营养状况、体重或其他原因确定剂量。年龄剂量：初生~1个月用1/24成人剂量。1~6个月用1/24~1/12成人剂量，6个月~1岁用1/12~1/8成人剂量，1~2岁用1/8~1/6成人剂量，2~4岁用1/6~1/4成人剂量，4~7岁用1/4~1/3成人剂量。

　　注：成人指18岁以上至60岁。

　　（2）按体重计算。

　　小儿体重（千克）计算法：1~6个月体重=3 000克（出生时体重）+月龄×600克，6~12个月体重=3 000克（出生时体重）+月龄×500克，1岁以上体重（千克）=年龄×2+8。

　　（3）按体表面积计算小儿体表面积推算法。

　　体表面积（平方米）=体重（千克）×0.035+0.1。

婴儿湿疹用中医治疗与西医治疗哪种效果比较好

问

　　我的宝宝现已2岁多了，但烦人的湿疹仍在困扰着我们。看到宝宝的小脸、小手被湿疹折磨的样子我们就心急，孩子从小至今一直没少用过药，可总去不了根。朋友们建议换个治法，用中药试试看，请问中医治疗与西医治疗哪种效果相对好些？能除根吗？

答

　　应该说，中西医治疗婴儿湿疹各有所长，西医治疗一般采用对症治疗，以抗组织胺类药物及含有类固醇皮质激素的药膏外涂，在病情严重时使用为好，其见效快，可尽快减轻患儿的痛苦，控制病情。同时有其不良的一面，即疗效不稳定，易反复，而长期在面部涂抹激素类的药膏会产生一定的不良反应。中医治疗则是以辨证论治为基本原则，依据患儿不同的体质及发病原因的各异、病程的新久及临床表现来辨证分型治疗，并针对疾病发展过程中的不同阶段的病情特点，来确定治法、方药，但中医重在调理，见效慢，较为稳妥，无不良反应。

　　从某种意义上来看，中西医结合起来治疗湿疹可相互弥补其不足，则会有较好的临床疗效，因为每个患者的情况不一样，有的可能中医治疗效果相对比较好，有的可能西医治疗效果比较好。

077 | 婴儿湿疹严重时应如何治疗

问

我的宝宝从2个月起小脸上就长满了湿疹，到现在已9个月了，但湿疹总是反反复复。最近小脸上的湿疹又很严重，满脸通红，还有些肿，耳前还有黄色的液体流出。请问医生，像我儿子这种情况应该如何治疗呢？

答

这位妈妈，你好，像你儿子这种情况就属于湿疹的急性发作了，而急性发作的湿疹则要积极治疗，多方面配合。西药包括口服抗过敏药扑尔敏、仙特敏、酮替芬等，外涂止痒药膏氯地霜、氧化锌软膏等。有的孩子湿疹处有渗出，可用3％硼酸水，用5~6层纱布浸湿药水后敷在渗出处，每次20分钟，间隔半小时至1小时再敷，每天多次，渗出会很快收敛，伤口收敛后可涂止痒药膏止痒。如溃破继发细菌感染，可使用一种抗生素，如口服利君沙片或局部涂百多邦以控制感染。中药可根据患儿病情进行辨证治疗，口服或配合中药洗浴、外敷以减轻病痛。

问

我的宝宝生后40天就起了湿疹，现在已8个多月了，还反复发作。这几天不知什么原因，宝宝的湿疹又加重了，小脸蛋红肿，并且有淡黄色的水渗出，结痂、痒得很厉害，所以孩子经常烦躁不安，不断搓擦搔抓，医生建议用湿敷法治疗。请问在什么情况下宜用湿敷法？

答

婴儿湿疹在急性期局部红肿，有大量浆液渗出，或多或少痂皮的糜烂面，宜用湿敷，对有继发感染痂皮较多的创面，应在用植物油清创后湿敷。

079 | 湿敷方法在婴儿湿疹中的作用如何

问

我家宝宝面部湿疹经常有淡黄色的液体渗出，医生建议在湿疹渗出处用纱布浸药后湿敷治疗，那么湿敷对湿疹到底起什么作用呢？如何正确湿敷？有什么需要注意的吗？

答

对于孩子目前湿疹的情况，选用湿敷的方法是正确的，下面我将分别对你提出的问题作答。

（1）湿敷方法对婴儿湿疹所起的作用。

湿敷是一种收效快、易掌握的常用治疗方法。湿敷是以药水的蒸发作用使患处冷却，通过皮肤血管的收缩而达到消炎和抑制渗出的作用，又可以通过冷却来减少末梢神经的冲动，从而达到止痒的目的，还可以清除患部表面的污垢或刺激物。

（2）婴儿患湿疹后该如何正确湿敷。

婴儿患湿疹后如需要湿敷，正确的方法是用6层至8层的纱布，或相等厚度的布，在药液中浸透，然后取出，稍加拧挤至不滴水为度，覆盖于患处，大小与皮损应相当。每隔10~20分钟更换一次（冬季可稍长一些），持续1~2小时，每天敷3~4次，每次间隔期可涂少量油剂药物。每日湿敷的次数和每次更换间隔的时间应根据病变的情况而定，一般炎症明显、渗出多时，更换的次数应多一些，反之则可相应减少。

（3）婴儿湿疹在湿敷中的注意事项。

在给患儿湿敷中应注意湿敷垫与患处皮肤紧密接触，特别是头面、腋窝、阴囊等处，应保持一定的湿度及温度，按时更换，天气热、炎症渗出多时，应勤换一些。每次更换时应将敷料取下重新浸入药液中泡，不可直接往敷料上滴水，每次湿敷完毕后应将敷料洗净，煮沸消毒后方可使用，湿敷的药液最好具有杀菌或收敛的作用。

在对较大面积皮损湿敷时，应对药物的性质、浓度和湿敷面积的大小给予适当的关注，如面积大，一种药物应用的时间不宜太久，以免不断吸收产生蓄积作用。另外对大面积皮损者要用冷湿敷时，可采取部分创面轮流交替的方法，以保持体温，防止受凉。冷湿敷的温度以10℃左右为宜，湿疹一般都采用冷湿敷。

080 为什么外用药膏不要乱涂

问

近日我的宝宝的面部出现密密麻麻的红疹子，邻居大妈见后说孩子脸上像是湿疹，她的孙子以前也起过，但用尤卓尔软膏涂抹后好转。请问医生，我家宝宝能用这种软膏吗？

答

婴幼儿皮肤的特点是皮肤角质层薄，渗透性较成人强，但一般家长缺乏对婴幼儿皮肤特性的认识，因此，当见孩子脸上或身上出现湿疹，就会自行看说明购买一些药膏替孩子涂抹，这是危险的做法。因为传统用作治疗湿疹的药物有外用药膏和口服药物，而外用药膏很多都含有类固醇，长期使用的话会产生不同程度的不良反应，使皮肤变薄、真皮萎缩，以致皮肤干燥刺痛，所以家长应先带孩子去正规大医院经医生诊断后遵医嘱用药，不要图方便而自行购买药物，以免弄巧成拙。

什么叫激素，有什么作用

问

我的宝宝刚出生后不久就得了湿疹，且比较厉害，去医院诊治后医生给开了一些外用药，并嘱咐将地塞米松兑入其中摇匀后涂抹患处。但听同事讲地塞米松属激素类药，用后的不良反应比较大，我听后心里很恐慌，请问医生什么叫激素？它有什么作用呢？孩子起湿疹必须要用激素类药膏吗？

答

这位妈妈，你好！听了你的这些疑问，我感觉有必要使你及有同类想法的妈妈了解一下激素类药的作用，使大家能够正确认识激素，正确使用激素。在实际生活中，有很多妈妈都担心给孩子用激素药物会引起局部色素沉着，或者减弱皮肤的抵抗力，但是在湿疹严重时，必须用激素类药物加以控制。重要的是掌握好激素的用量和用药时间，一定要在医生指导下使用。

下面介绍一下激素。激素是类固醇皮质激素的简称，在正常情况下，垂体前叶分泌促皮质素刺激肾上腺皮质，分泌皮质激素，由于它们大都由胆固醇演变而来，故称类固醇皮质激素。皮质激素分为两类：一类是盐皮质激素，以醛固酮和去氧皮质酮为代表，主要影响水、盐代谢，在临床上应用较少。另一类是糖皮质激素，以可的松和氢化可的松为代表，主要影响糖和蛋白质等的代谢，且有抗炎、抗过敏等作用，在临床上应用广泛。与皮肤有关的作用主要是①抗炎作用。②抗过敏和免疫抑制作用。③抗中毒作用。④抗休克作用。

082 | 孩子脸上的色素斑与长期涂抹激素软膏有关吗

问

宝宝1个月时脸上长满了密密麻麻的小红疹子，去医院皮肤科看后诊断为"婴儿湿疹"，医生给用了一种白色药膏（自制）。医生说药膏内有小量激素成分，用药后疗效较好，但以后渐差。宝宝已2岁半了，脸上的湿疹虽然没了，但发现脸蛋的皮肤颜色与周围明显不一样，同事说这是色素斑，可能与用治湿疹的药膏有关，请问医生是这样吗？今后能消退吗？

答

这位妈妈，从你所说的情况来看，宝宝脸上的色素斑很可能是由于长期使用激素类软膏所导致的色素沉积。因为婴儿皮肤角质层比较薄，如果使用激素类外用药会吸收很快，造成皮肤快速硬化、色素沉积，与周围皮肤颜色不一致等现象，所以婴儿湿疹用药要非常谨慎。但你也不用太过紧张，这种色素斑一般在半年后会自行消退的。

另一方面你应了解一下婴儿湿疹形成的根源，而当你了解了这一根源所在，我想对您在今后发现宝宝湿疹加重后会理性处理的。

婴儿湿疹的根源是因胃肠道系统发育不完善，使某些过敏体质的婴幼儿吃进去的过敏原，如牛奶、鸡蛋、鱼、虾等易透过较薄的肠壁进入血液中，由于皮下毛细血管最丰富，所以湿疹就立即表现在皮肤上。治疗湿疹的根本不是要在数不清的物质中测出过敏原，去回避它，而是要完善宝宝的胃肠道系统，且现代医学不提倡为了避免过敏而使宝宝得不到应有的营养。因此，平时可以吃一些妈咪爱或合生元等有益菌，改善宝宝的胃肠道系统，等宝宝1~2岁后，胃肠道系统趋于完善，湿疹就会有所好转。

问

我的宝宝患湿疹近1年，面部涂过很多种药膏，但每当看过医生后，医生最后总要叮嘱这些药膏都含有激素，不要长期涂抹，湿疹消失后应立即停药，但孩子的湿疹总反复且逐渐加重。请问长期使用这些含激素类的药膏会有哪些不良反应呢？

答

由于糖皮质激素在临床应用的药理学基础主要是抗炎、免疫抑制作用，而炎症与免疫性疾病种类繁多，所以激素在临床皮肤病中应用极其广泛，如严重感染、肾上腺皮质功能不全、自身免疫性疾病、过敏性疾病、休克、血管炎性皮肤病及局部皮肤外用等。但激素不是病因性治疗，对许多皮肤病仅能缓解症状，不能根治，且易复发，切忌滥用。长期使用糖皮质激素的不良反应，往往是很严重的。不良反应的发生不仅与病人的生理与病理状况有关，更重要的是取决于用量及用药时间。主要表现在以下几方面：

（1）医源性肾上腺皮质功能亢进。

主要表现为肌无力、肌萎缩、皮肤变薄、满月脸、水牛背、痤疮、多毛、浮肿、高血压、低血钾、糖尿、骨质疏松等，所以对高血压、动脉硬化、水肿、心肾功能不全、糖尿病、骨质疏松患者应慎用激素。

（2）诱发或加重感染。

由于糖皮质激素能降低机体防御能力，且无抗菌作用，故长期应用可诱发感染或使体内潜在病灶扩散，如病毒、真菌、结核病灶扩散恶化。所以对活动性结核病、存在慢性感染病灶的患者应禁用及慎用。

（3）诱发或加重溃疡。

由于糖皮质激素刺激胃壁细胞增加胃酸及胃蛋白酶的分

泌，减少胃液的产生，阻碍组织修复，故可诱发或加重胃、十二指肠溃疡，甚至出血或穿孔，故溃疡患者应禁用、慎用激素。

（4）反跳现象与停药症状。

长期用药因减量太快或突然停药所致原病复发或加重，这是激素的严重的反跳现象，其原因可能是病人对激素产生了依赖性或病情未充分控制所致。此外停药后还可出现一些原来疾病没有的停药症状，如肌痛、肌强直关节病、疲乏无力、情绪消沉、发热等。

孩子脸上可以随便抹激素药膏吗 084

问

　　我女儿5个半月，从出生两星期起就有湿疹，到现在一直没好，刚开始只发生在脸上，现在发展到全身，而且非常严重，有的部位都结了一层黄色的浆痂，还有渗水。哺乳期因孩子有湿疹，我从不吃鸡蛋、鱼虾之类高蛋白的食物，孩子4个月后改吃奶粉，但仍未见好转，带她去过好多家医院，可也只是用一些激素类的药膏，现在用的是尤卓尔和艾洛松软膏交替外涂，请问这两种药能长期使用吗？对我女儿的这种病还有其他好办法吗？听说化验血查出过敏原然后就能根治，是这样吗？我们非常焦急，恳请帮助。

答

　　这位妈妈，孩子稚嫩的小脸上反复起湿疹，孩子痛苦，大人痛心，这样的心情是可以理解的。但由于糖皮质激素具有很强的抗炎、抗过敏、免疫抑制、抗增生、止痒的作用，所以临床上以糖皮质激素制成的外用软膏、霜剂在皮肤科应用是相当广泛的。但是激素在治疗的同时也有很多不良反应，有的患者对此并不十分了解，滥抹激素药膏，往往会适得其反，加重病情。如颜面部常见的湿疹、脂溢性皮炎、酒渣鼻、痤疮等皮肤病，患者未经求医就自行涂抹药膏，开始因激素的抗炎和免疫抑制作用，病情暂时得以掩盖。一旦停药，病情又很快加重，甚至形成越坏越抹、越抹越坏的恶性循环，形成所谓的"激素皮炎"，给医务人员的治疗带来很大的困难。

　　长期大量外用激素药膏，在皱襞部及面部会引起皮肤萎缩、毛细血管扩张、萎缩纹、色素沉着、紫癜、瘀斑、伤口愈合缓慢、多毛症、痤疮样或酒渣鼻样皮疹，甚至真菌和细菌继发感染等。一般来说，效价越强的激素，不良反应越严重，在使用时宜常更换品种，不能在固定部位久用，在使用时可酌情选择。目前临床上常用的激素效价由弱到强依次是：氢化可的松、醋酸氟氢考的松、丙酸倍氯米松、倍他米松、地塞米松、肤轻松、氯氟舒松、卤美松等。效价较强的激素药膏一般不宜在颜面部使用，患者更不可自己随便在脸上乱抹激素药膏。因此，婴幼儿使用药膏时，需在皮肤科医生的指导下选用，并注意以下几点：

第一，孩子的皮肤角质层较薄，药膏的涂抹面积不宜超过体表面积的1/3。而且由于人体不同部位的皮肤通透性不同，面部、颈部、腋下、腹股沟、外生殖器等皮肤薄弱处，宜适用低浓度及低效药物（或减少涂药量）且用药时间不宜超过两周。

第二，激素是外用药，每日涂擦患处1~2次即可，儿童每日总用量不应超过25克，3岁以内的幼儿则在10克以内，这样能防止激素产生不良反应。

第三，激素药膏的不良反应与剂型有关，霜剂、油膏剂刺激性小，适合儿童使用。另外，药膏中激素作用越强，其不良反应越严重。因此，除了某些疾病（如牛皮癣、白癜风）必须使用强效的激素药膏（如含地塞米松、倍他米松的药膏）外，一般以选择中、弱效的药膏（如醋酸氢化可的松软膏、尤卓尔软膏）为宜。如果用激素药膏持续治疗后未见效果，就应该查找过敏原，然后进行脱敏治疗。若脱敏治疗成功，就可达到根治的目的。

问

我儿子因脸上长了密密麻麻的小疹子而去医院看医生，被诊断为"婴儿湿疹"。医生除给开了一些外用药膏外，同时让口服维生素C和维生素B_1。请问医生，维生素类药在治疗湿疹中起什么作用呢？

答

维生素是人体正常代谢功能所必需的物质，除个别维生素，如维生素D可由人体自己合成外，一般均需由体外供给。临床上常见的维生素有：

（1）维生素D。

维生素D与钙、磷代谢及自主神经系统、内分泌及血管系统有密切关系，对组织胺和胆碱酯酶有拮抗作用，具有类固醇皮质激素样作用。可用于治疗异位性皮炎。

（2）维生素B_1。

维生素B_1与神经系统和内分泌系统有密切关系，参与糖代谢，并能抑制胆碱酯酶的活性，减轻皮肤炎症。可用于治疗湿疹、皮炎。

（3）维生素B_2。

维生素B_2参与糖、蛋白质和脂肪的代谢，增加紫外线的耐受性，同时具有抗组织胺作用。可用于治疗脂溢性皮炎。

（4）维生素C。

维生素C能增强毛细血管壁的致密度，减低其通透性及脆性、防止炎症病变的扩散，促进肉芽组织生长及伤口愈合。

086 油剂、霜剂、软膏剂有什么不同

问

我儿子患湿疹多年，用过很多外用药膏，如氧化锌油、尤卓尔软膏等，但不知油剂、软膏这些剂型有什么不同？

答

皮肤科临床外用药经常用到油剂、霜剂和软膏剂，但大多数患者并不知道三者的区别，下面一一阐述。

（1）油剂。

油剂是以植物油（豆油、麻油、花生油、蓖麻油）或矿物油（液体石蜡）为溶剂混入不溶性药粉（如氧化锌、滑石粉、炉甘石粉、某些中药药粉等）制成的剂型，具有清洁保护、润滑及消炎止痛的作用。

（2）霜剂。

霜剂是油与水混合振荡再加入乳化剂、药物制成的半固体剂型，能够使一种液体较稳定地分散于另一种液体中，所以兼具亲脂性和亲水性，具有润滑不油腻、软化痂皮、消炎、保护及止痒作用，但皮肤渗透性较差。霜剂可分为水包油和油包水两种剂型。水包油型即水为连续相，油为分散相，常用阿拉伯胶、淀粉、琼脂、明胶、肥皂等作为乳化剂。油包水型即油为连续相，水为分散相，易被油稀释，不易用水洗去，常用豚脂、羊毛脂、羊毛醇、蜂蜡、玉米蛋白等作为乳化剂。

（3）软膏剂。

软膏剂是用适宜的基质与药物混合制成的一种均匀细腻的半固体外用剂型，具有保护、柔软皮肤及防止干裂、软化痂皮、促进肉芽组织形成的作用，软膏剂皮肤渗透性较强，但油腻性大，不易洗去，容易污染衣物。软膏剂的基质应具有一定的黏稠度和伸展性，具有吸水性，能释放药物并有穿透皮肤的性能、无臭无味、性质稳定、易于贮存的特点，常用

的基质有豚脂、植物油、羊毛脂、蜂蜡、凡士林、石蜡、硅油等。

087 | 如何正确选择剂型

问

　　孩子患湿疹多年，面部及肘、手部湿疹时好时坏，反复发作，因此治疗湿疹的药，家里买了不少，但关键时刻如何正确选择药膏给孩子涂抹还请医生指教。

答

　　婴幼儿患湿疹时，根据病情，正确选择药膏很重要。具体介绍如下：

　　（1）急性期。

　　急性期症状以红斑、丘疹或水疱为主，可伴有不同程度的水肿或渗出，渗液时可选用振荡剂或粉剂（如炉甘石洗剂，用前应摇匀），有大量渗液时，用溶液冷湿敷（如3%硼酸水冷湿敷），外用油剂（如氧化锌油）。

　　（2）亚急性期。

　　亚急性期炎症逐渐消退。如果皮损出现糜烂、少量渗液时，仍可选择溶液冷湿敷，外用油剂或糊剂。如果皮损呈丘疹或小片增厚，可选择乳剂或软膏。如果皮损以苔藓样变为主的，可选用软膏、酊剂及硬膏。

我儿子患湿疹多年，经中西药等多方治疗，还是反复发作，目前医生建议一方面进行药物治疗，另一方面进行病因治疗。请问婴儿湿疹如何进行病因治疗呢？

婴儿湿疹是遗传性过敏体质对环境中某些因素的过敏反应，其确切的原因还不十分清楚，目前认为与遗传和免疫异常有关。这种婴儿常伴有其他过敏性疾病，如过敏性鼻炎、哮喘性支气管炎、荨麻疹等疾病，但一般认为过敏体质是发病的主要原因，有的孩子甚至因衣服穿得稍多、汗液的刺激或是冷空气的刺激均可诱发。因此，避免接触过敏原便可预防本病，但寻找过敏原又十分困难，故在婴幼儿湿疹的治疗中祛除病因则是重要的一环。患儿家长在日常生活中，应尽量避免外界各种不良刺激，如避免用热水洗烫、用肥皂清洗、搔抓、摩擦等，不用刺激性强的外用药。

患儿穿的衣服和用的尿布要将洗涤液冲洗干净，带小孩的人不要穿化纤类等容易产生静电的衣服。毛线衣也容易刺激宝宝皮肤。湿疹部位不要用水洗，特别是热水和肥皂，可以用消毒的植物油或液状石蜡擦拭。患儿衣服要松软、宽大，内衣要经常换，切忌小儿用手搔抓、摩擦皮肤，否则会增加对局部皮肤的损伤，增加感染及过敏机会。

饮食方面，采用皮肤排除法寻找并确定过敏食物，如果是母乳喂养，母亲饮食要清淡，尽量避免吃容易过敏的食物，因为有些饮食中的过敏物质可通过乳汁进入婴儿体内。如对蛋白质过敏，可单食蛋黄，乳母暂不要吃蛋、虾、蟹等食物，但要多吃些用植物油烹调的食物，因为不饱和脂肪酸通过乳汁达到婴儿体内，可防止毛细血管脆性和通透性增高，而这正是婴儿湿疹的病理基础，喝牛奶的婴儿吃东西也要适当限制，特别是海产品，如鱼、虾、蟹等。如怀疑牛奶过敏，一则可将鲜牛奶多煮沸几次，以破坏致敏的蛋白质，然后再喂孩子。二则可以用豆奶、奶糕等代乳品来替代牛奶喂养，如果既不是牛奶，也不是母乳，而是对添加的其他辅食过敏所致的湿疹，只要限制过敏辅食的摄入即可。

问

　　我的宝宝已11个月了，患湿疹非常严重，已经有将近7个月了。在他发病厉害的初期，腹泻了将近两个月，后腹泻自行转好，现在两颊处因反复发病皮肤都变厚了，呈暗红色，经常流水、结痂，形成块状裂痕，四肢皮肤也有增厚、干燥，呈酱紫色，耳后淋巴结肿大。我们全家为我儿子的湿疹已焦头烂额，我们更担心这样长期下去会影响孩子的生长发育，我们也曾多方为孩子医治，可病情就是不见好转，迫切希望医生能从中医的角度给我们提供一个可以根治的方法及途径。

答

　　这位妈妈，你好！听了你对孩子病情的叙述，我很能理解你们全家人此刻的心情。中医药治疗，辨证论治是本病治疗的基本原则，由于患儿体质不同，发病原因各异，再加上病史的久暂、病情表现、病机有很大差别，因此，临床上多采用辨证分型治疗，针对疾病过程中不同阶段的病机特点，来确定治疗方法。以下是临床常见证型的治疗方药，处方剂量为一般常用量，临证时应根据患儿具体病情的轻重及年龄的大小灵活运用。

　　（1）湿热俱盛型（相当于急性湿疹）。

　　临床表现：发病急，病程短，身热心烦，口渴，大便秘结，小便赤少，皮损潮红焮热，轻度肿胀，继而粟疹成片或水疱密集，流液流津，瘙痒不止。舌质红，苔白或黄，脉弦滑或滑数，指纹紫。

　　治则：清利湿热、祛风止痒。

　　处方组成：黄芩9g、牡丹皮9g、滑石9g、生石膏12g、苍术9g、生薏苡仁12g、茯苓10g、泽泻9g、车前子（包煎）10g、生甘草6g、白鲜皮15g。

方解：黄芩清热燥湿；牡丹皮清热活血；滑石清热利湿；生石膏清热泻火，尤善清胃经之实热；茯苓健脾渗湿；白鲜皮清热解毒、燥湿止痒；车前子、泽泻清热渗湿；苍术祛风健脾燥湿；生薏苡仁健脾利湿清热；生甘草清热解毒、调和诸药，既可缓清热药之寒性太过，又可助健脾益气补中。全方共奏泻胃清热、健脾利湿之功效。

加减：渗液多者，加黄柏、苦参清热利湿；瘙痒甚者，加地肤子、防风以祛风止痒；便秘者，加玄明粉以清热通便。

（2）脾虚湿盛型（相当于急性或亚急性）。

临床表现：病程日久，口渴，不思饮食，大便不干或溏泻，皮损粗糙肥厚，或兼有少量渗液，仍有丘疹、丘疱疹及小水疱，皮肤轻度潮红，瘙痒，可见抓痕、鳞屑，伴有纳食不香、身倦等症。舌质淡或有齿痕，舌苔白或腻，脉沉缓或滑，指纹紫。

治则：健脾利湿。

处方组成：茯苓12g、半夏9g、苍术9g、白术8g、泽泻8g、陈皮10g、白扁豆10g、生甘草6g。

方解：茯苓、半夏健脾渗湿利水、宁心安神；白术补脾益气、燥湿利水；苍术健脾燥湿祛风，二药相配，一主内燥湿，一主外除湿，为临床常用祛湿之对药；陈皮健脾理气燥湿；泽泻清热利尿，给湿邪以出路；白扁豆健脾渗湿；生甘草调和诸药，全方共奏健脾利湿之功。

加减：腹泻甚者，加生薏苡仁健脾渗湿；腹胀甚者，加砂仁、大腹皮、白蔻仁行气化湿。

（3）血虚风燥型（相当于慢性湿疹）。

临床表现：病程日久，皮损粗糙肥厚，角化皲裂，表面有抓痕，血痂颜色暗或呈色素沉着。舌质淡，舌体胖，脉沉细或沉缓，指纹淡紫。

治则：养血润燥、祛风。

处方组成：黄芪12g、当归10g、丹参10g、鸡血藤10g、黑芝麻12g、茯苓10g、山药10g、陈皮10g、白芷8g、白芍9g、生甘草6g。

方解：黄芪健脾益气；当归、黑芝麻活血润燥；丹参、鸡血藤活血祛瘀、行血通络；白芷祛风，善散阳明经风湿；陈皮理气行气；茯苓、山药健脾养胃；白芍养血柔肝敛肝，与生甘草相伍酸甘化阴，并调和诸药，全方共奏养血润燥之功。

加减：瘙痒甚者，加苦参、白鲜皮祛风止痒；烦躁者，加佛手、青皮疏肝理气；皮疹反复不愈者，加赤芍、乌梢蛇活血化瘀、通络搜风。

（4）顽固性湿疹。

临床表现：病延日久，反复不愈，长期渗水过多，致阴伤耗血，血燥生风，或皮肤浸润，干燥脱屑，瘙痒剧烈。舌质淡，舌体胖，脉沉细或沉缓，指纹淡紫。

治则：清热燥湿、活血祛风止痒。

处方组成：白芷9g、青黛9g、生地黄6g、地肤子12g、马齿苋10g、败酱草10g、紫草10g、荷叶10g、白鲜皮12g。

方解：白芷解表祛风、燥湿通窍、消肿排脓；生地黄、紫草、青黛清热凉血、解毒泻火；马齿苋、败酱草清热解毒；荷叶、地肤子、白鲜皮清热燥湿、祛风止痒。

用法：上药加水浸泡，浓煎1次去渣，滤取清汁备用，每日服2~3次。

090 中医的汤药是不是没有不良反应

问

我的孩子面部及肘窝患湿疹已3年了，反复发作，重时溃烂流水结痂，奇痒，涂过很多药膏均无效，很是着急，因此母亲托人从老家捎来一张中药处方，说吃了就能好，请问中药汤剂能随便吃吗？有没有不良反应？

答

俗话说，甘蔗没有两头甜，是药都有三分毒，不仅西药如此，中药也是如此。

几千年来，中草药一向被国人认为"不良反应少，使用安全"。近十年来，某些中草药的不良反应（特别是中草药肾损害）引起了国内外医药学界的广泛关注。如木通、马兜铃、雷公藤、草乌、朱砂、雄黄、蜈蚣及多种中草药所谓"偏方""秘方"等，若使用时间过长，剂量过大，均会对肾脏造成严重损害，医药界称为"中草药性肾病"。

实际上，几千年来，中医药学不但不否认中草药的毒性，而且对中草药的不良反应和毒性问题有比较深的认识。如规定配伍药中的"十八反""十九畏"、妊娠禁忌、小儿和老人的用药禁忌等，在《中华人民共和国药典》中将有毒的中草药按三级划分，分别注明"小毒""中毒""大毒"，有些药物还特别注明了其肾毒性及肝毒性，规定了用药的注意事项。

因为药物大多都是通过肾脏排泄的，若种类太多，剂量过大就会加重肾脏负担，而有的中草药对肾脏有直接毒性，即使像益母草、芦荟和胖大海等传统上认为"无毒"的中草药，如使用不当或过量使用，也会出现不良反应，这就是用药的辩证法。中西药并用不当也会对人体造成害危，如中药甘草与西药洋地黄同用，会引起洋地黄蓄积性中毒反应；而有些中药是有大毒的，如乌头内含有乌头碱，有毒，使用时必须经过严格的加工炮制以减低其毒性，入方药时与其他药物相配伍以制约其毒性，加之久煎可以有效地降低其毒性，发挥其治疗作用。据有关资料统计，中草药性肾病的原因与过量使用、重复用药、长时间服药、擅自应用游医偏方等因素密切相关，特别是民间滥用中药所谓偏方、秘方。因此我们首先必须根除传统的"中药无毒"的错误观念，不滥用中药，用药严格遵守医嘱，特别是对上述有一定毒性的中草药，不要随意轻信民间的偏方、秘方，要记住中药是不可随便服用的。

091 | 中药汤剂如何煎煮

问————

中药汤剂如何煎煮?

答————

　　首先,要选择有盖的陶瓷砂锅作为煎煮中药的用具,它的主要优点是价廉而不会发生化学变化。其次,煎药用水的水质以纯净为原则,用水量一般以没过药物3 cm左右为宜。煎药的火候主要有武火和文火之分,一般煎药应先选用武火,待煎煮开后改为文火。一般治疗本病的药物大多为清热解毒之品,属解表类药,故宜用武火急煎的方法,以免使药性挥发,药效降低,煎15~20分钟。汤药一般宜早晚温服,但因中药汤剂的色、味使小儿服药较困难,故可在汤药中加入少许白糖以矫味,服药时可采用少量、多次、温服的方法。

如何给婴儿喂服中药汤剂 |

问

　　我家宝宝刚满月脸上就长了湿疹，用了很多的药膏外涂，效果总是不理想，可是为了取效快又能巩固疗效，医生便采取了口服与外治并用的方法治疗。由于中药的味苦，孩子拒服，喂药很是困难，如果强行喂服又怕呛住孩子出现意外，该如何给婴儿喂服中药呢？

答

　　临床中经常会有家长这样提问。的确如此，由于中药的味苦、色深，因此在给孩子喂药时就很困难，那么我们则可另辟给药途径，即让哺乳的母亲服药，一者可清解母体和母乳的热毒，二者可使部分药中成分通过乳汁进入婴儿体内，起到清热解毒、除湿消疹的作用，达到祛邪扶正的治疗目的。如果孩子稍大些（一岁以上），则可将少量的白糖兑入汤药中，以矫正和中和药味，并少量多次地给孩子温服即可。

093 | 婴幼儿湿疹的中药外治疗法效果如何

问

婴幼儿湿疹的中药外治疗法效果如何？

答

中医外治法有着悠久的历史和确切的疗效，对于湿疹治疗，同样有效。因湿疹病位表浅、病灶外露，外治药物不仅可以直达病所，而且可以通过透达腠理、疏通经脉、调和气血、祛邪扶正等机制，而发挥局部直接的治疗作用，还能通过肌腠毛窍深入脏腑，起到内外合治的作用。医家多根据本病不同的发展阶段，选取不同的方药和剂型。

湿疹外治，虽说药物选择与内治原则相同，但还要考虑剂型的选择。急性、亚急性湿疹，渗液较多时，多用煎剂湿敷；渗出不多时，多选用散剂外扑或麻油调敷；而慢性湿疹，皮肤出现肥厚苔藓样变，则选用熏洗剂或软膏、乳剂等剂型，药选养血润燥之品。

外用药物是经皮给药，不受胃肠道酶、消化液、pH值等诸多因素的影响，这点已引起人们广泛重视。近年来，人们对中药外用制剂的透皮吸收机理、透皮吸收促进剂及中医外用药物透皮吸收实验等方面的研究都已取得了很大进展，中药外用制剂有着广阔的前景。下面介绍几种外敷、外洗、外涂的中药处方。

（1）处方：荆芥15g、防风15g、地肤子15g、白鲜皮15g、苦参15g、艾叶15g、川椒5g。

功效：祛风胜湿、消炎止痒。

主治：婴儿湿疹。症状为局部潮红，继而出现红色丘疹、水疱、糜烂，甚至化脓、瘙痒异常。

方解：荆芥、防风疏风解表；白鲜皮、地肤子凉血祛风止痒；苦参清热化湿；艾叶、川椒解毒杀虫止痒。本方具有祛风胜湿、消炎止痒之效。

用法：将上药放入锅内（砂锅或瓷盆中），加水2000 ml，煮沸25分钟取汁倒入盆内，待温后洗患处，或以6~8层厚的消毒纱布敷以患处，每日一剂，早晚各一次，一次20~30分钟即可。

（2）处方：苦参、黄柏、蛇床子、地肤子、败酱草各30g。

功效：清热燥湿、止痒。

主治：婴儿湿疹。症状为局部潮红、糜烂渗出、瘙痒剧烈、烦躁难眠。

方解：苦参、黄柏清热燥湿、杀虫止痒；蛇床子、地肤子祛风止痒；败酱草清热解毒。

用法：将上药放入锅内（砂锅或瓷盆中），加水1000 ml，文火煎25分钟，纱布冷湿敷，每次10~15分钟，每日3次，一般用药后1天渗出、糜烂即减轻，一周可基本痊愈。

（3）处方：黄柏、金银花、蛇床子各9g，苦参、黄连、白矾各6g。

功效：清热燥湿、杀虫止痒。

主治：婴儿湿疹。症状为糜烂渗出、剧烈瘙痒。

方解：黄连、黄柏清热燥湿；苦参、蛇床子、白矾杀虫止痒解毒；金银花清热解毒。据现代药理研究，金银花具有广谱抗菌作用，对金黄色葡萄球菌、痢疾杆菌等致病菌有较强的抑制作用，故用它能起抗感染作用。

用法：将上药放入砂锅或瓷盆内，加水1000 ml，煮沸25分钟，取后煎液500ml湿敷或洗患处。每日2~3次，一般3~5天可愈。

（4）处方：生地榆、马齿苋、黄柏各20g。

功效：清热利湿、凉血解毒。

主治：婴儿湿疹急性期渗液，多伴瘙痒。

方解：黄柏清热燥湿；生地榆、马齿苋凉血解毒。

用法：上药入砂锅，加水1000 ml，煮沸20分钟后，将药液倒入盆中，微温后外洗，每日1剂，每天3次。

（5）处方：马齿苋60g、黄柏20g、地榆15g、苦参10g、苍术15g。

功效：清热燥湿、解毒止痒。

主治：婴幼儿急性湿疹。

方解：马齿苋、黄柏、苍术清热燥湿；苦参杀虫止痒；地榆泻火解毒敛疮。据现代药理研究，苦参煎剂对结核杆菌、痢疾杆菌、金黄色葡萄球菌、大肠杆菌均有抑制作用，对多种皮肤真菌也有抑制作用，并有抗炎、抗过敏、镇痛等作用。

用法：将上药加水1200 ml，煎3遍，将3次的药汁混合备用，用4~8层的纱布或口罩垫于患处湿敷，每日2次，每次15分钟。

（6）处方：黄连（视湿疹渗出面积大小用3~6g）。

功效：清热燥湿、泻火解毒。

主治：婴幼儿湿疹急性期有渗出者。

方解：黄连具有清热燥湿、泻火解毒之功。据现代药理研究，黄连有很广的抗菌范围，对多种致病性皮肤真菌有抑制作用，并能增强白细胞的吞噬能力，又有清热、镇静、镇痛作用。

用法：将黄连适量研末过筛，以香油调成稀糊状涂于渗出处，次日即干燥结痂。

问

婴幼儿湿疹的食物治疗如何？

答

食物疗法，简称食疗，是指应用具有药理作用的食物来防治疾病的一种方法。

中国自古就有"药食同源"之说，在古代社会中，人们在找寻食物的过程中，发现了各种食物和药物的性味和功效，认识到许多食物可以药用，许多药物也可以食用，两者之间很难严格区分，这就是"药食同源"的理论基础，也是食物疗法的基础。

食物疗法是中国医药学的重要组成部分，它不但历史悠久，且流传广泛，如以食物疗法为基础的药膳、药粥、药饮等，都是食物疗法的组成部分。近年来，食物疗法不断得到发扬光大，推陈出新，越来越受到医学界的重视和广大群众的欢迎。

婴幼儿湿疹可以用以下药膳治疗或辅助治疗。

（1）急性湿疹：以疏风清热利湿为主。

①绿豆薏苡仁汤。

组成：绿豆30g、薏苡仁30g、车前草15g。

制作：将以上3味加适量的水煎煮，去渣取汁。

用法：饮用，每日1剂，连服1周。

②冬瓜薏苡仁汤。

组成：冬瓜皮30g、薏苡仁30g、车前草15g。

制作：将以上3味加适量的水煎煮，去渣取汁。

用法：饮用，每日1剂，连服1周。

（2）亚急性湿疹：宜健脾除湿。

①薏苡仁荸荠汤。

组成：薏苡仁30g、荸荠10个。

制法：将荸荠去皮洗净，加薏苡仁后加入适量水，煮熟后加适量白糖调味。

用法：服食，每日1剂，连服5~7天。

②玉米须芯汤。

组成：玉米须15g、玉米芯30g、冰糖适量。

制法：先煎煮玉米须和芯，去渣取汁，加冰糖调味。

用法：代茶饮用，连服5~7天。

（3）慢性湿疹，宜养血祛风为主。

①红枣扁豆粥。

组成：红枣10枚、扁豆30g、红糖适量。

制作：将前2味加水煮烂熟，加入红糖。

用法：服用，婴儿减量。

②荷叶粥。

组成：鲜荷叶1张、粳米30g。

制作：先以常法煮粥，待粥将熟时取鲜荷叶1张洗净，覆盖于粥上，再微煮片刻，揭去荷叶，粥成淡绿色，调匀即可。

用法：食时加糖少许。

③薏苡仁粥。

组成：薏苡仁30g。

制法：以常法煮粥，米熟后加入少许淀粉，再煮片刻，再加入少量砂糖、桂花。

用法：调匀服食。

④扁豆粳米粥。

组成：白扁豆30g、粳米50g。

制法：将白扁豆、粳米放在一起以常法煮粥，放入少许砂糖。

用法：随时服用。

⑤菊花茶。

组成：菊花6g。

服法：开水冲泡饮用。

⑥金银花茶。

组成：金银花15g。

服法：煎水加糖适量饮用。

⑦茵陈皮茶。

组成：茵陈9g、陈皮9g。

服法：煎水饮用，可加少许白糖。

095 婴幼儿湿疹的推拿治疗如何

问

何为婴幼儿湿疹的推拿治疗？

答

患儿家长常常在问："婴幼儿湿疹反复难愈。外涂西药因含有激素成分，易产生不良反应，而口服中药又因其味苦难喂，婴儿不易接受。还有什么好的办法治疗湿疹呢？"

下面向患儿家长推荐一种简便易行，安全无不良反应，且疗效显著的一种治疗技术——小儿推拿。

（1）小儿推拿的概念。

"小儿也需要推拿吗？""小儿推拿可以治疗什么病？"常常有人这样疑惑地问。

小儿推拿法是一种以医者的双手，根据不同的病情运用不同的手法，在人体的一定部位进行治疗疾病的一门科学。其适应范围广泛，可涉及小儿内、外、五官、神经等科的防治，并可在急症、重症抢救中发挥一定的作用。

小儿推拿在治疗儿童常见病上，具有药物治疗不可替代的优势，如婴幼儿湿疹、急慢性腹泻、消化不良、厌食、咳嗽、哮喘、肌性斜颈、内斜视、外斜视、假性近视、遗尿、流涎及反复呼吸道感染等。

（2）小儿推拿疗法的特点。

小儿推拿的治疗机制主要是增强人体抗病能力。中医理论认为"正气存内，邪不可干，邪之所凑，其气必虚"，而药物治疗则或多或少要干扰人体免疫机制。因此，从长远的目光来看，在诊断清楚的基础上选用以推拿为主的治疗，或辅助推拿治疗远比滥用药物治疗更有利于儿童的健康成长，加之该疗法为无创性技术，安全性好，既无打针吃药之痛苦，又无药物的不良反应，且疗效显著，乐于被儿童接受，故被医学专家称为

"绿色疗法"，尤其在崇尚自然的今天就更凸显其优越性。

（3）捏脊疗法的特点。

捏脊法是小儿推拿的又一特色，以卷捏脊柱上的皮肤刺激督脉，取意于挟脊。

捏脊疗法通过提捏等法作用于背部的督脉、足太阳膀胱经。由于督脉总督诸阳，背部足太阳膀胱第一侧线分布又为脏腑脊俞穴所在，"迫脏近背"，与脏腑密切相关，所以捏脊疗法在振奋阳气、调整脏腑功能方面的作用比较突出。这些是两千年前的认识，尽管朴素，却与现代医学中的植物性神经功能的理论相似，植物性神经是整个神经系统的一部分，调节呼吸、消化、泌尿、生殖器官的活动，主要支配内脏和血管中的平滑肌、心肌和腺体，以保证机体内外环境的平衡，维持内脏器官的正常活动。自主神经又分交感神经和副交感神经，内脏器官都受这两种神经双重支配，以"兴奋"与"抑制"相互作用以保证器官的协调。

小儿捏脊疗法是调节自主神经功能紊乱的简便方法，尤其是小儿神经系统发育尚未成熟，易紊乱，也易纠正，通过捏脊能明显地提高小儿的肺活量、提高心血搏出量、增加木糖排泄率、降低血清胃泌素，从而说明捏脊疗法确能增进健康、促进胃蠕动、增加小肠吸收功能、增进食欲，对改善儿童体质、提高抗病能力方面起着积极的作用。

096 | 推拿手法治疗婴幼儿湿疹的技术治疗原理如何

问

推拿手法治疗婴幼儿湿疹的技术治疗原理如何？

答

推拿手法的治疗原理是以中医的脏腑、经络学说为基础，运用四诊八纲辨证施治，并以经络的传导原理为依据，以医者的手为工具，在小儿体表穴位或一定部位施行特定的补泻手法。通过经络传导及经络与脏腑相关性原理，刺激体表穴位及特定部位，激发经络传感性增强，以利于疏通经络、调和营气血脏腑功能，致使郁于肌肤的湿毒之邪得以去除，从而达到平衡阴阳、调和脏腑、邪去正安的康复目的。

从现代医学角度看，按摩是一种物理刺激，这种刺激能调节神经反射与体液循环，一方面作用于局部，另一方面引起整体继发性反应，从而使机体产生有关病理、生理过程的改变。按摩作用于局部，影响到全身，具有促进机体新陈代谢、增强机体抗病能力，从而达到保健与防病治病的目的。

推拿手法治疗婴幼儿湿疹的技术优势如何

问

推拿手法治疗婴幼儿湿疹的技术优势如何?

答

　　十余年来，我在临床中对婴幼儿湿疹进行拇、中指十穴推拿法治疗，并于2004年承担并完成国家中医药管理局诊疗技术整理与研究项目"拇、中指十穴推拿法治疗婴幼儿急性湿疹临床疗效观察"大样本临床研究项目。通过鉴定，本疗法达到国内同类技术领先水平，该疗法不但有明显的近期疗效，也有良好的远期疗效。其近期愈显率94.2%，总有效率99.2%；尤其远期疗效更为满意，预后3个月和半年的稳定率分别为83.2%和96.3%。其优势是疗效明显、复发率低、稳定率高、安全无不良反应、无须复杂的设备、不受时间的限制、便于操作及推广运用、为无创性技术，既减少患儿服药困难的问题，也易取得患儿的配合治疗，又可减少医疗费用，且在临床中运用推拿手法治疗婴幼儿湿疹的同时，不仅可使皮疹得到改善，还可调理小儿的脾胃，改善小儿胃肠功能。本疗法以治本为主，能增强食欲、提高婴幼儿机体免疫力、强身健体、预防疾病，是集治疗与保健为一体的技术，充分体现了中医的治疗特色。

098 推拿手法治疗婴幼儿湿疹的技术要领如何

问

推拿手法治疗婴幼儿湿疹的技术要领如何？

答

推拿手法治疗婴幼儿湿疹的技术要领如下：

（1）小儿推拿手法的基本要求。

均匀、柔和、轻快、持久，以调节脏腑、气血、阴阳，使之复归于平衡。①均匀指手法的动作要有节律性，同一种手法不能时快时慢，用力要轻重得当。②柔和指手法用力要缓和、平稳。③轻快指小儿推拿手法较成人频率要快，力度要轻，因为小儿肌肤柔弱，不耐重力，轻刺激手法虽然力弱，但不断地甚至是连续地作用于经穴，则可使轻手法由量变到质变，而发挥其良性治疗的作用。④持久指小儿推拿需要更多的时间保证，而持久这一手法特点，要求小儿推拿工作者要耐心、细致，保证质量，保证时间。

施行手法时，医生和患儿的位置很重要。原则上应以患儿为主，在使患儿舒适、安静的前提下，充分暴露治疗部位。一般临床上有要家长抱坐或抱卧患儿的要求，以增强小儿的安全感，所以医生必须取得患儿家长的配合。在此基础上，医生应该取省力、适用、美观的姿势。

（2）施行手法时用力的轻重。

所谓轻，指力量仅作用到皮下。所谓重，指力量深入肌肉或筋骨。但轻重本身没有绝对标准，加之不同患儿的耐受力不同，所以轻重只是相对而言。总的来说，小儿因肌肤柔嫩，不耐重摩重擦，各种手法都要轻柔，一般以不使小儿疼痛为好，但有些手法刺激量本身较强（如掐法、捏法等），难免引起小儿疼痛，故在操作时动作力求正确、熟练，快速完成，这些较痛的手法常放在最后操作。

同一种手法，对于不同年龄、不同体质的小儿，力量要求也不同。一般来说，年龄在1岁以内，手法宜轻；年龄越大，手法则宜重；体质瘦弱者，手法较轻；体质强壮者、肥胖者，手法稍重；病情较轻者，手法较轻柔；病情较重者，手法较重，操作时需灵活掌握。

（3）施行手法时间的长短。

推拿时间长短也因不同手法、不同穴位、不同病程、不同年龄而不同。从手法种类来说，推法、揉法一般操作为每分钟100~200次，运法一般操作为每分钟80~120次，捏法、掐法则次数最少，一般为1~5次，捏脊常作3~6遍；从穴位或部位来说，一般每个穴位或部位操作1~3分钟左右，每次治疗的整个过程需30~40分钟。但因各人手法熟练程度不同可稍有不同，从年龄角度来看，年龄较大者，时间可稍长；年龄较小者，时间可稍短。2个月~6个月的患儿，每穴每次操作1~4分钟；6个月~12个月的患儿，每次每穴操作3~5分钟；1~3岁的患儿，每次每穴操作3~7分钟。

推拿治疗婴幼儿湿疹的常用基本手法及补泻法有哪些

问

推拿治疗婴幼儿湿疹的常用基本手法及补泻法有哪些？

答

常用的基本手法有五种手法，即推法、揉法、运法、掐法、捏脊法，均采用泻法。

（1）推法。

推法是用拇指端外侧面或螺纹面着力于选定穴位上，通过腕部的摆动，或拇指关节的屈伸活动做直线动作。推法分三种：①直推法：用拇指远端指节桡侧（外侧）在穴位上做直线推动。其泻法是由指根推向指尖。②旋推法：用拇指指面在穴位上做一定方向的旋转推动。顺时针为补，逆时针为泻。③分推法：用双手拇指桡侧或指面向两旁呈"←·→"方向推动。

动作要领：①推法操作时上肢放松，肘关节自然屈曲，直推时拇指或食、中指指间各关节要自然伸直，不要有意屈曲，指下要实而不浮，力度要均匀一致，起时可就势一拂而起，旋推时拇指接触面要紧贴穴位，不要左右偏颇。总之，肩、肘、腕关节的放松和协调及指下的实而不浮不滞是推法操作的关键。②直推主要用于浅性穴位，路径一定要直推可在同一穴位上反复运用。③推法运用时，动作应有节律性，用力均匀柔和，动作协调深透。

（2）揉法。

揉法是用中指端在一定穴位上做轻柔缓和的旋转运动，揉时手指不能离开穴位。

动作要领：①操作时，压力要均匀扎实，动作柔和而有节奏。②做揉法的手指必须伸直。③做揉法时动作应轻揉，无须用太大的力，但要将皮下组织带动而不要在皮肤上摩擦。

（3）运法。

运法是以右手拇指在穴位上做由此及彼的弧形或环形运动。揉法、运法均以逆时针方向为泻。

动作要领：①操作时，指面一定要贴紧施术部位，不能左右偏颇。②远的路径或弧或圆，不能随意乱运。

（4）掐法。

掐法是用拇指垂直用力或用指甲垂直切入穴位或皮肤，称掐法。

动作要领：用拇指甲垂直向下，切入穴位皮肤，动作要快，时间短暂，且不破皮。

（5）捏脊法。

捏脊法是用两手拇指末节与食指、中指末节相对，拇指在后，食指、中指在前，捏住皮肤，双手交替向下捻动、随捏随捻，随提随放，捻动向下3个动作后，可向上稍用力提一下，此时可听见皮下的响声，一般由上（大椎）向下（龟尾）为泻，反之则为补。每次按顺序捏捻6遍（捏3遍后再捏提3遍），至局部皮肤潮红为度。

动作要领：①施术前医者应先以右手掌在患儿背部由上至下抚摸，使患儿背部肌肉放松。②两手拇、食、中三指提拿皮肤，次数及用力大小要适度，且不可带有拧转。提拿皮肤过多则手法不易捻动向前，提拿过少则易滑脱不前，操作时一定要流畅。③操作过程中两手交替前行，随捏，随提，随放，向前推进，不可间断，捻动需直线进行，不可歪斜。④操作过程中，每捻动3个动作后，可向上稍用力提一下，此时可听见皮下的响声，临床称作"捏三提一"，每次按顺序捏提6遍（即捏3遍后，再捏提3遍），至局部皮肤潮红为度。

100 | 婴幼儿湿疹推拿治疗的穴位有哪些

问————

婴幼儿湿疹推拿治疗的穴位有哪些?

答————

主要穴位有手阴阳、脾土、八卦、四横纹、小天心、外劳宫、一窝风、天河水、六腑、风市。

附录

婴幼儿湿疹推拿的运用

◆婴幼儿湿疹推拿治疗的操作手法（附图）

（1）分阴阳

【部位】掌根横纹部，拇指侧为阳池，小指侧为阴池（见图1）。

【手法】分推法。术者以两手食指固定患儿掌根之两侧，中指托患儿手背，用两拇指自掌后横纹中间向两旁分推（见图1）。

【时间】3分钟。

【功效】调和阴阳、理气和血。

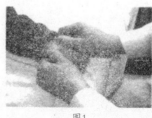

图1

（2）清补脾土

【部位】拇指桡侧，指根至指尖（见图2、图3）。

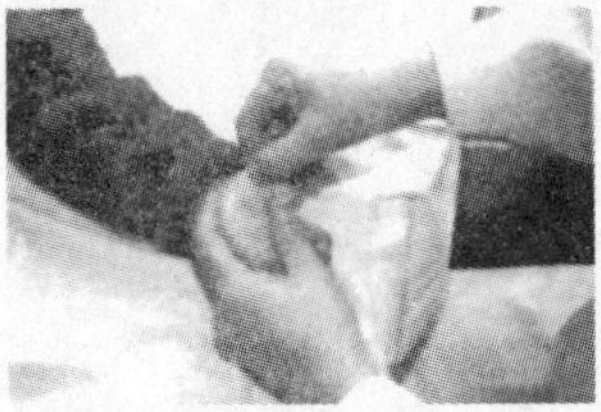

【手法】推法。应先清后补。

【时间】共5分钟（即清3分钟、补2分钟），术者以左手握患儿之手，将患儿拇指伸直，自患儿鱼际向拇指端直推称清法（见图2）。再以拇指端按压患儿拇指端，使其弯曲，以右手拇指外侧面自鱼际、拇指根、指尖返回鱼际处为补（见图3）。

【功效】补脾之法调理脾胃、补虚扶弱。清脾之法除湿热、化痰饮。

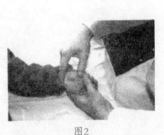

图2

图3

（3）逆运八卦

【部位】手掌内，以掌心为中点，画一圆圈，其半径为一寸（见图4）。

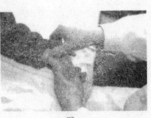

图4

【手法】运法。术者以左手持患儿左手，使掌心向上，然后用右手拇指端外侧逆时针方向施行运法。

【时间】2分钟。

【功效】宽胸和胃、调理升降、平衡阴阳。

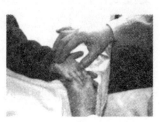

图5

（4）推掐四横纹

【部位】食、中、无名、小指掌面第一指间关节横纹处（见图5、图6）。

【手法】先推后掐。术者以左手拿定患儿左手，掌心向上，四指并拢以右手拇指桡侧从食指横纹处开始依次到小指横纹处，称推四横纹（见图5）。右手拇指甲自食指横纹至小指横纹依次掐之，称掐四横纹（见图6）。

【时间】推3分钟，掐3次。

【功效】化积消疳、和中宽膈。

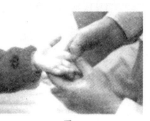

图6

（5）揉小天心

【部位】掌根部，大横纹之前，阴池、阳池之间（见图7）。

【手法】揉法。术者先以左手托住患儿手。使掌心向上，以拇指或中指端揉之。

【时间】3分钟。

【功效】清热利尿、镇静止风、通经络。

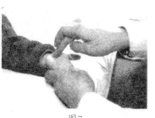

图7

（6）揉外劳宫

【部位】在手背，位于第3、4掌骨交接处凹陷中（见图8）。

【手法】揉法。使患儿掌心向下，以右手中指端按定此穴揉之。

【时间】5分钟。

【功效】健脾开胃、升举阳气。

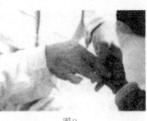

图8

（7）揉一窝风

【部位】手背腕横纹中央之凹陷中（见图9）。

【手法】揉法。术者令患儿掌心向下，使手腕向上屈，再以右手拇指或中指揉之。

【时间】5分钟。

【功效】疏通经络、宣通表里。

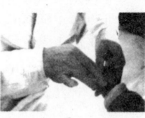

图9

（8）清天河水

【部位】前臂掌面，自大横纹中央至肘横纹中央一直线（见图10）。

【手法】推法。术者以左手持患儿之手，使掌心向上，食指在下伸直，托患儿前臂，再以右手拇指侧面或食、中二指正面，自掌根大横纹中央推至肘横纹之中点。

【时间】3分钟。

【功效】清心热、除烦躁。

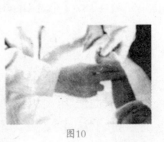

图10

（9）推六腑

【部位】前臂尺骨下缘，从肘尖至

尺侧大横纹头（见图11）。

【手法】推法。术者以右手食、中二指面自肘尖推至大横纹。

【时间】3分钟。

【功效】通腑泻热。

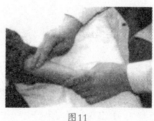
图11

（10）揉风市

【部位】股外侧膝上7寸，双手自然下垂，中指尖所止之处（见图12）。

【手法】揉法：术者以右手或左手拇指按在患儿左腿风市穴位，揉之。

【时间】2分钟。

【功效】疏风止痒、通经络。

注：3个月以上婴幼儿可采用捏脊手法治疗。

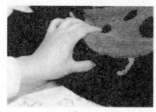
图12

【部位】大椎至龟尾，呈一直线（见图13）。

【手法】两手拇指末节与食指、中指末节相对，拇指在后，食、中指在前，捏住皮肤，双手交替向下捻动，随捏随捻，随提随放，捻动向下3个动作后，可向上稍用力提一下，此时可听见皮下的响声，一般由上（大椎）向下（龟尾）为泻，反之则为补。每次顺序提捏6遍为宜，至局部皮肤潮红为度。

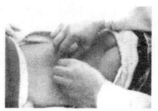
图13

【功效】调阴阳、理气血、和脏腑、通经络。

◆ 婴幼儿湿疹推拿治疗的临床加减法

（1）烦躁难眠：加清心经。

【部位】手中指螺纹面。

【手法】推法：术前先以左手固定患儿之中指，以右手拇指掌面，自中指末节横纹处推向指尖。

【功效】具有清热、镇静、安神之功效。与清天河相伍，可加强清热除烦之功效。

（2）瘙痒剧烈：加掐曲池。

【部位】在肘弯横纹尽头处，曲臂取之。

【手法】掐法：术者先使患儿屈肘一手托住其腕部，一手握住患儿之肘部，以拇指甲掐之。

【功效】具有清热泻火止痒之功效。与风市穴相配伍，可加强止痒功效。

（3）渗出量多，小便量少：加清小肠。

【部位】小指尺侧赤白肉际，自指尖到指根成一直线。

【手法】右手倒置固定小儿之手，以左手拇指桡侧，自指根推向指尖。

【功效】具有清热、利小便之功效。与清天河、揉小天心相伍，可加强其清热，利水渗湿之功效。

（4）大便干燥：加清大肠。

【部位】食指桡侧缘，自食指尖至虎口，成一直线。

【手法】推法，术者以左手托患儿之手，使掌侧置，再用右手食、中二指挟住患儿拇指，然后以右手拇指外侧面自患儿虎口推向指尖方向。

【功效】具有调理大肠之功效。与内八卦相伍，可加强通便作用。

◆ 推拿手法治疗婴幼儿湿疹的适应证

推拿手法治疗婴幼儿湿疹的适应证：年龄在出生后40天以上，3周岁以下的婴幼儿急性湿疹及慢性湿疹急性发作，中医辨证属湿热浸淫型，病情程度轻、中、重者。症状：起病较急，可发生于身体任何部位，全身泛发或局限于一处，常对称分布皮疹呈多形性，可见红斑、丘疹、丘疱疹、水疱、糜烂、搔痕、结痂等，渗出明显，瘙痒剧烈。

◆ 推拿手法治疗婴幼儿湿疹的禁忌证及不良反应

（1）禁忌证。

推拿治疗本病一般无明显禁忌证，但对患有疥疮、骨折、溃疡出血及各类重症感染性疾病者，则暂不宜接受本法治疗。

（2）不良反应。

使用本法治疗未见任何不良反应。

◆操作者在进行推拿治疗时的注意事项

①术者应将双手指甲剪短，以免擦伤患儿皮肤。

②术前应将双手洗净，使双手温度适宜，以免造成患儿惊惧，给操作带来困难。

③操作时，医者的手和小儿施术部位都应以适量的滑石粉为介质，以起润滑作用，减轻皮肤摩擦，避免损伤皮肤，同时还可增强清热燥湿疗效。

④术者态度要慈祥和蔼，治疗时要尽量防止小儿哭闹，以免影响疗效。

⑤对小儿选穴要准，手法要轻快柔和、平稳扎实、深透有效，一般情况下不宜强刺激。

⑥对每个小儿的操作时间要保证30分钟以上。

⑦推拿时，患儿左、右手皆可推之，但因持患儿左手方

便，故无论男女都可推左手，均可达到治疗疾病的目的。

⑧患儿姿势要坐卧舒适，力求自然，患儿睡熟后也可施术。

⑨推拿后应注意避风，以免遭受外邪侵袭。

◆ 患儿在治疗期间的注意事项

①尽量采用母乳喂养，一般来讲母乳不易引起湿疹（母亲是过敏体质者除外），如果必须用牛奶喂养，可将奶多煮沸几分钟，使牛奶中的乳白蛋白变性，以利于小儿消化吸收。

②湿疹患儿在接受治疗期间及哺乳期母亲均应忌食辛辣、鱼虾、牛羊肉等发物。蔬菜中韭菜、香菜也属辛发之品，忌食。

③哺乳患儿勿过饱，添加辅食时，在给量上要由少到多，种类上宜一种一种地加，使孩子慢慢适应，也便于家长观察何种食物容易引起过敏。对于患病的孩子添加蛋黄应推迟到6个月为宜，以免加重胃肠负担而加重病情。

④患儿应多吃清淡、易消化、富含维生素和矿物质的食物，如新鲜果汁、胡萝卜汁、绿叶菜汁等。这样可以调节婴幼儿的生理功能，减轻皮肤过敏反应。

⑤皮损部位忌摩擦及用水洗，否则易使病情加重或蔓延，结痂处可用植物油轻轻洗涤，且忌用热水烫洗或接触肥皂类。

⑥患儿衣着应以宽松、柔软浅色的纯棉织品为佳，不宜穿盖过多过暖，热则易痒。

⑦抱婴儿时最好在胳膊上衬垫纯棉织物或毛巾，以减少化纤及羊毛织物对婴儿娇嫩皮肤的不良刺激。

⑧患病期间暂不宜接种牛痘、卡介苗，以免发生不良反应。

⑨治疗5~7天时，部分患儿皮损程度有加重趋势，此乃推拿后腠理散发，毒邪外出之佳兆，大约治疗至10天后皮损程度渐好至痊愈。

◆ 推拿手法治疗婴幼儿湿疹的操作顺序

小儿推拿一般是推、揉、拿、捏多种手法的结合，其操作顺序是先上肢，再下肢，后背部（捏脊）。一般应先行轻柔的次数多的动作，如推法、揉法，而刺激重的拿、捏等手法要在最后进行。

◆ 推拿手法治疗婴幼儿湿疹的观察及治疗周期

推拿治疗应每日进行1次，每次30分钟，3周为1疗程。如1疗程未获痊愈者，可进行第二疗程治疗，期间不休息，至痊愈止，一般轻度者2周、中度者4周、重度者6周即可痊愈。

◆ 正确认识推拿治疗的疗效

推拿治疗虽然很好，但应明白，推拿治疗并非对每种疾病都是特效药，不是所有的病都是推拿1~2次就可以见效的。一般的常见病治疗1~5次，每日1次即有效。但对于某些病程较久的慢性病，如湿疹、哮喘、咳嗽、肌性斜颈、斜视、反复呼吸道感染等则需坚持几个月甚至更久，对于这些病的治疗，家长应有耐心，每天或隔日推拿1次，但必须坚持，不要间断。

对于某些急重病，推拿不能根治者，必须及时选择相关科室的医生进行治疗，不要盲目推拿而延误治疗，以造成严重后果。

　　临床中常见一些家长在孩子患了湿疹后，表现出焦急、恐慌、烦躁甚至与孩子一同流泪的情景，很是令人心痛。尤其是对于从事多年小儿临床推拿工作的我们来说，一种职业责任感驱使我们下决心去钻研适合婴幼儿的切实可行的治疗方法，以便解除患儿皮肉之痛及家长的心理之痛。多年来，凡是临床中遇到婴幼儿湿疹的患儿就诊治疗时，我们常常与其家长进行交谈，以便了解到此类患儿的家长他们最想知道的是什么，最关注的问题又是什么。为此，在工作之余，我们查阅了大量资料，并结合自己多年来的临床经验及所见所闻，编写了这本《婴幼儿湿疹防治100问》。

　　本书着重从医患交流的角度出发，针对患儿家长们所提出的一些热点问题及较为关注的话题，采用问答的形式，系统介绍了婴幼儿湿疹的基本知识、临床表现及临床中易与患儿湿疹混淆的皮疹的鉴别诊断。书中对于湿疹西医西药的治疗方法、中药内服外敷、饮食疗法、推拿疗法及具体操作手法也做了相应阐述，并介绍了相应的生活护理措施，以便使湿疹患儿的家长能够正确认识湿疹，从而配合医生积极治疗，提高患儿的生活质量，使患儿早日恢复健康。本书特别向读者推荐了一种简单实用、便于操作的推拿治疗方法，重点介绍了推拿治疗婴幼儿湿疹应掌握的基本手法并都配置了图解。

婴幼儿湿疹的防治是一项看似简单实则复杂的工作，我虽然从事包括此项治疗在内的治疗工作近30年，积累了相当丰富的第一手资料，经历了许多喜忧交织的个案，但限于本人的水平和时间，本书只能是抛砖引玉，谬误之处在所难免，诚望读者、专家批评指正。

作　者

参考文献

［1］付杰英. 皮肤的调养与护理［M］. 北京：中国中医药出版社，2005.

［2］李博. 皮肤病防治358问［M］. 北京：中国中医药出版社，1998.

［3］张文康. 湿疹［M］. 北京：中国中医药出版社，2000.

［4］宋祚民，等. 少儿湿疹［J］. 中级医刊，1997，32（7）.

［5］黎海芪. 食物过敏与辅食添加［J］. 国外医学儿科学分册，1999，26（2）.

［6］孙力，等. 新生儿和早婴儿湿疹发病因素的临床调查分析［J］. 中国皮肤病杂志，1998，31（3）.

［7］胡燕，等. 儿童食物过敏的诊断方法［J］. 中国儿童保健杂志，2000，8（3）.

［8］李斐，黎海芪. 母亲的食物摄入与婴儿食物过敏关系的研究［J］. 中国儿童保健杂志，2001，99（4）.

［9］廖品东，等. 小儿推拿［M］. 北京：科学技术文献出版社，2001.

［10］王绍臣. 乳母服中药治疗婴儿湿疹［J］. 内蒙古中医药杂志，1999（2）.

［11］何玉华，康静，等. 太原市479名婴幼儿湿疹发病率及相关因素调查［J］. 中国中医药信息杂志，2006，13（8）.

［12］徐光跃. 小儿厌食症60例推拿治疗体会［J］. 按摩与导引，1994（5）.

［13］宗杰. 婴儿湿疹的防治［J］. 中华中西医杂志，2005，6（3）.